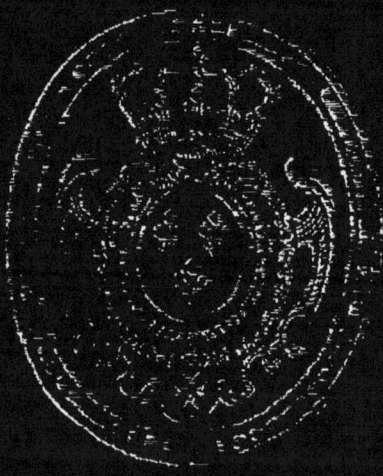

E S S A I

DES

EFFETS DE L'AIR

SUR

LE CORPS-HUMAIN.

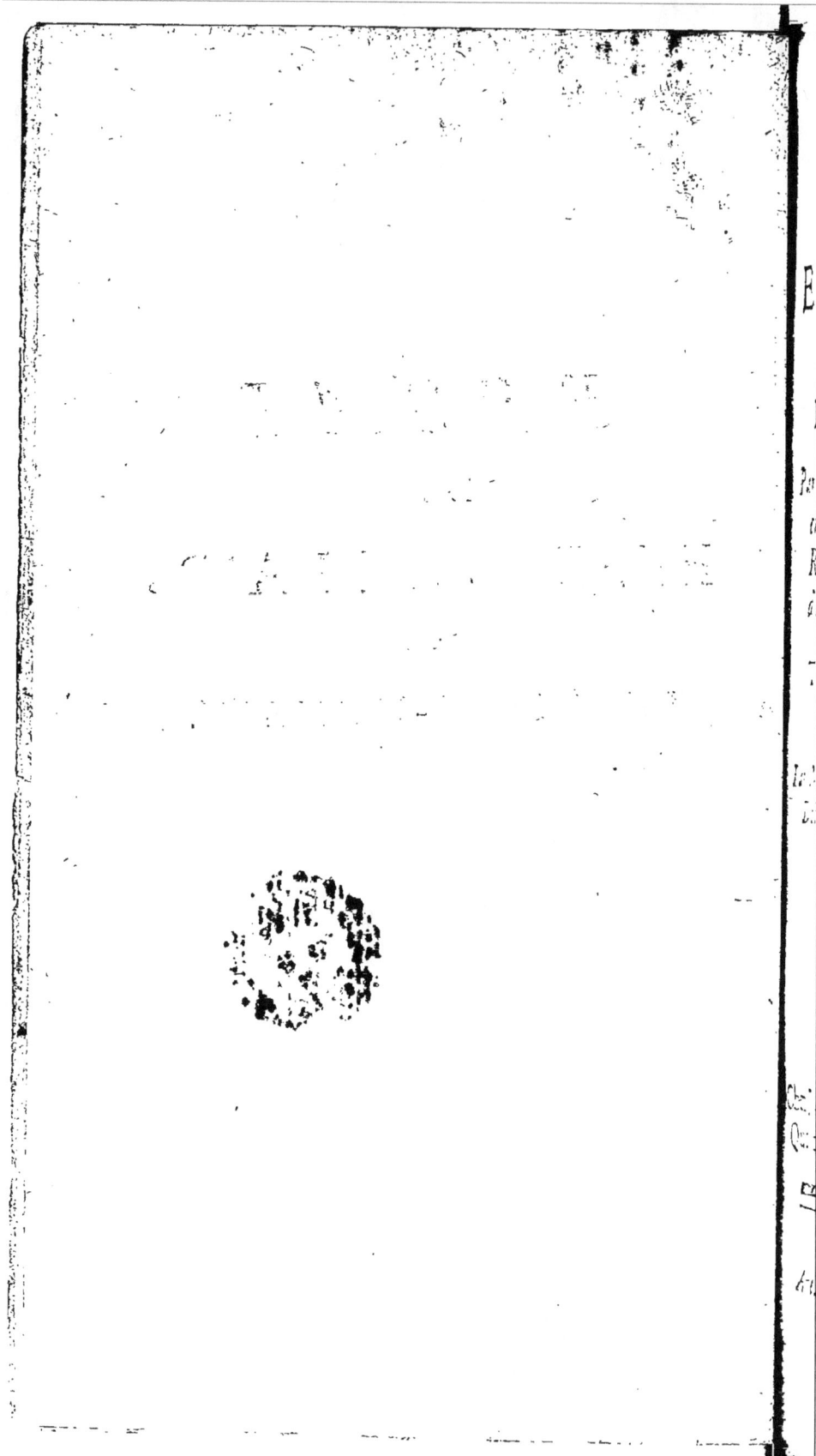

ESSAI

DES

EFFETS DE L'AIR,

SUR

LE CORPS-HUMAIN,

Par M. JEAN ARBUTHNOT, Docteur en Médecine, Membre des Colléges Royaux des Médecins de Londres, & d'Édinbourg, & de la Société Royale.

TRADUIT DE L'ANGLOIS,
AVEC DES NOTES.

Par M. BOYER DE PEBRANDIÉ Docteur en Médecine, de la Faculté de Montpellier.

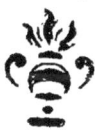

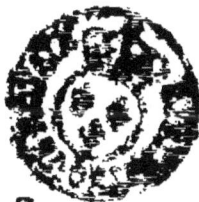

A PARIS,

Chez JACQUES BAROIS, Fils, Libraire, Quai des Augustins, à la Ville de Nevers.

M. DCC. XLII.
Avec Approbation & Privilége du Roi.

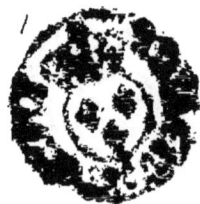

A MONSIEUR
HELVETIUS,
CONSEILLER D'ETAT,

Prémier Médecin de la Reine, Médecin-Inspecteur des Hôpitaux Militaires, Docteur-Régent de la Faculté de Médecine de Paris, de l'Académie Royale des Sciences.

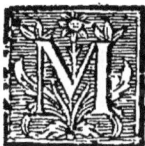ONSIEUR,

Je sai que les Epîtres Dédicatoires sont dévénuës si suf-

a iij

EPISTRE.

petites , qu'un homme de sentimens n'y ôfe prefque plus
publier le mérite qu'il révére
en féeret : quoique vôtre nom ,
placé à la tête de celle-ci , me
mit à couvert de toute impu-
tation de flaterië , je veux
vous montrer jufqu'à quel
point je refpecte la loi que
vous m'avés impofée , en fa-
crifiant à vôtre modeftië la
juftice que je dois à vos autres qualités , & en laiffant
dire à vôtre nom ce que je n'ofe
que penfer : puifque dans ce
feul cas , la vérité vous feroit
une offenfe , permettés-moi ,

EPISTRE.

MONSIEUR, de dire quelque chose de l'Auteur que je vous présente.

Il acquit par son mérite le titre de Médecin de la Reine Anne ; il fût estimé pour son savoir, & son expérience en Médecine ; considéré pour ses connoissances dans les Belles-Lettres ; récherché pour son esprit, sa politesse, & les agrémens de sa conversation par tout ce qu'il y avoit de distingué dans sa Nation : je laisse au discernément de la nôtre, à faire le parallele de ces qualités, & je renferme

EPISTRE.

l'étenduë des sentimens que mon cœur m'inspire, dans l'estime, & la vénération avec lesquelles j'ai l'honneur d'être,

MONSIEUR,

Votre très - humble,
& très-obéïſſant ſerviteur,
BOYER.

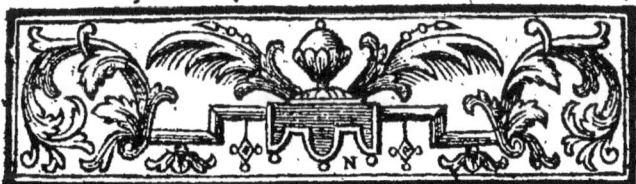

PRÉFACE.

LORSQUE je donnai mon Essai sur les alimens, je promis, dans la Préface, de traiter des autres choses *non-naturelles**, comme l'air, le répos, & le mouvément, de la même maniére. J'entréprens aujourd'hui d'éxécuter ma promesse imparfaite-

---

* Les Médécins entendent par les choses *non-naturelles*, 1°. l'air. 2°. Les alimens, & la boisson. 3°. Le mouvément, & le répos. 4°. Le sommeil, & la veille. 5°. Les excrémens, & les récrémens. 6°. Les affections de l'ame.

ment plûtôt que d'y manquer tout à-fait:

L'air est, à mon avis, après les alimens, celle des choses *non naturelles*, qui, eu égard à la part qu'elle a dans toutes les opérations animales, n'ait pas encore été suffisament examinée par rapport à la Physiologie des effets de ce fluide. Les Philosophes, les Mathématiciens, ceux qui s'attachent à l'Agriculture, & au Jardinage, ont fait plus d'attention aux effets de l'air sur les sujets de leurs arts respectifs, que les Médécins. La raison de cette négligence vient, peut-être, de ce que l'air est un des *ingesta*, ou choses prises intérieurement, dont on ne peut se paſſer, ni méſurer par doſes : mais l'uſage inévitable de l'air, n'eſt point une raiſon contre la récherche de ſes effets : d'ailleurs il eſt du dévoir des Médécins de connoître, & d'aſſigner, autant qu'il eſt poſſible, les véritables cauſes des changémens, qui arrivent dans le corps humain. Il y a pluſieurs récherches ſur les effets de l'air, moins utiles que celle - ci, qui font tous les jours, le ſujet de la curioſité des hommes. Outre la néceſſité abſoluë, & générale de l'air, pluſieurs peuvent choiſir celui qui convient plus particuliérement à leur état ; &

comme ce choix eft une matiére, fur laquelle on démande
fouvent l'avis du Médécin ; la
nature, & les qualités de ce
fluide, font du reffort de fes
études. Il paroît étrange qu'il
y ait tant de minutiës fur les
qualités des drogues dont nous
ne nous fervons que très-raré-
ment, & qu'on néglige entiérément la récherche des effets
d'une fubftance, que nous
prénons intérieurement, à
chaque inftant.

Les plus fameux Médécins
ont obfervé avec grand foin,
les effets de l'air, dans l'éco-
nomië des maladiës, & peut-
être, aucun ne l'a fait avec autant d'éxactitude que le Fon-

dateur de nôtre art, le grand
Hippocrate. L'air est le το θεῖον
des maladies, dont il fait mention. L'air est ce qu'il entend
par les puissances de l'Univers
invincibles à la nature humaine. Il pose comme une ma-
xime * „ que tout homme ,
„ qui se propose d'être Maître
„ en Médécine , doit observer
„ la constitution de l'année ;
„ & que le pouvoir, & l'in-
„ fluence des saisons, qui sont
„ rarément uniformes , pro-
„ duisent des grands changé-
„ mens dans le corps humain.
Le Docteur *Sydenham* rempli
du génië d'*Hippocrate* , nous a

---

* De aëre, locis, & aquis.

laiffé des *Epidémies*, écrites fur le modéle de celles de ce Prince de la Médécine ; conténant une Hiftoire des maladiës aigûës, comme dépendantes de la conftitution de la faifon. Quelques favans Médécins d'*Italie*, & d'*Allemagne* ont imité *Sydenham.* Une fociété de Savans pourfuit actuellement le même plan à *Edinbourg.* Mon Effai étoit prefque fini lorfqu'un excellent Ouvrage, dans le même genre, m'eft tombé entre les mains ; c'eft le *Commentaire Nofologique* du Docteur *Clifton VVinteringham*, comprénant l'Hiftoire des maladiës épidémiques, avec un Journal du tems de la Ville d'*York*,

dépuis 1715 jufqu'en 1725.
Mon malheur, de n'avoir pas
plûtôt vû cèt Ouvrage, a été
en partie diminué en y trouvant quelqu'uns de mes raifonnémens confirmés par des obfervations.

Je recommande dans un
difcours, que je fis, il y a
quelques années, dans le Col-
lége des Médécins, de ténir
un Journal du tems, & des
maladiës régnantes, comme
une chofe, qui peut être d'un
ufage fingulier, particuliérement à la poftérité. J'ai eu le
plaifir de voir ce deffein éxécuté avec tant de juftefle, &
d'éxactitude par l'induftrieux,
& favant Profeffeur *Muffen-*

xvj *PREFACE.*

berg dans ſes *Tables Météo-*
rologiques, que ſi ce plan eſt
pourſuivi durant pluſieurs années, il pourra, peut-être,
réduire la Phyſiologië de l'air,
à une ſcience.

Quant à l'Eſſai ſuivant, je
ne le donne que comme un
modéle de quelque choſe de
plus parfait à être éxécuté dans
la ſuite, par une plume plus
habile. Il contient du moins
une diſpoſition méthodique de
pluſieurs chefs de récherches,
& de raiſonnémens ſur cette
partië de la Phyſiologië de
l'air. J'ai évité à deſſein, en
le compoſant, de feüilleter
beaucoup de Livres, & de
n'avoir égard qu'à des matiéres
de

de fait , fur lefquelles j'ai fondé mes raifonnémens : je dois
plûtôt démander grace pour la
préfomption de mon entrepri-
fe, que d'alléguer le mérite de
l'ouvrage pour excufe des imperfections , des inéxactitu-
des, & peut - être des erreurs,
qui s'y trouvent. Je dirai feulément qu'une grande partië a
été écrite pendant des fréquentes interruptions , & fans d'autres fécours , dans bien des
chofes, que ma feule mémoire:
que l'ennui produit chez moi ,
ainfi, peut-être, que chez bien
d'autres , par l'attention long-
tems continuée fur le même fujet , ma fait abandonner plufieurs paticularités trop tôt ; &

b

qu'enfin je ne connoiſſois aucun ami, qui eut étudié aſſés
la matiére pour m'aider de ſes
avis. Je ſoûmets donc aujour-
d'hui mon Ouvrage au jugement de ceux, qui ſont en
état d'en juger, bien éloigné
de penſer que ceux qui me cor-
rigeront me réfûtent. S'il y a
des erreurs dans les calculs,
elles n'affoibliront point le rai-
ſonnément. Je crois pouvoir
aſſûrer que qui lira cet Eſſai
avec l'attention réquiſe, ne
le trouvéra pas une ſpéculation
entiérément inutile.

***

TABLE
DES CHAPITRES.

b ij

CHAPITRE VI.

CHAPITRE VII.

CHAPITRE VIII.

CHAPITRE IX.

Fin de la Table.

APPROBATION

du Cenfeur Royal.

J'Ai lû par ordre de Monfeigneur le Chancelier un manufcrit qui a pour titre : *Effai des effets de l'Air fur le corps-humain* , par le Docteur Arbuthnot , & je n'y ai rien trouvé qui m'ait paru devoir en empêcher l'impreffion. Fait à Paris le 25 Avril 1741. *BREMOND.*

PRIVILÉGE DU ROI.

LOUIS, par la grace de Dieu , Roi de France , & de Navarre : A nos amez & féaux Confeillers , les Gens tenans nos Cours de Parlement , Maîtres des Requêtes ordinaires de notre Hôtel , Grand-Confeil , Prévôt de Paris , Baillifs , Sénéchaux , leurs Lieutenans Civils & autres nos Jufticiers qu'il appartiendra , Salut. Notre bien amé JACQUES BAROIS , Libraire à Paris , Nous a fait expofer qu'il défireroit faire imprimer & donner au Public un Ouvrage qui a pour titre : *Effai des effets de l'Air fur le Corps-Humain* , par JEAN ARBUTHNOT , *traduit de l'Anglois par le Sieur* ***. s'il Nous plaifoit lui accorder nos Lettres de Privilége pour ce néceffaires, A ces caufes, voulant favorablement traiter l'Expofant , Nous lui avons permis & per-

mettons par ces Préfentes de faire imprimer ledit
Ouvrage autant de fois que bon lui femblera , &
le vendre , faire vendre & débiter par tout notre
Royaume pendant le tems de *neuf* années con-
fécutives , à compter du jour de la datte defdites
Préfentes. Faifons défenfes à toutes fortes de
perfonnes de quelque qualité & condition qu'elles foient , d'en introduire d'impreffion étran-
gere dans aucun lieu de notre obéïffance ; comme
auffi à tous Libraires , Imprimeurs , & autres ,
d'imprimer , faire imprimer , vendre , ni contre-
faire ledit Ouvrage , ni d'en faire aucun Extrait ,
fous quelque prétexte que ce foit , d'augmentation , correction , changement de titre ou autres ,
fans la permiffion expreffe & par écrit dudit Expofant , ou de ceux qui auront droit de lui , à
peine de confifcation des Exemplaires contrefaits,
& de trois mille livres d'amende contre chacun
des contrevenans , dont un tiers à Nous , un tiers
à l'Hôtel-Dieu de Paris , & l'autre tiers audit
Expofant , & de tous dépens dommages & inté-
rêts ; à la charge que ces Préfentes feront enre-
giftrées tout au long fur le Regiftre de la Com-
munauté des Libraires & Imprimeurs de Paris ,
dans trois mois de la datte d'icelles ; que l'impreffion dudit Ouvrage fera faite dans notre
Royaume , & non ailleurs , en bon papier &
beaux caracteres , conformément à la feüille imprimée attachée pour modéle fous le contre-fcel
defdites Préfentes , que l'Impétrant fe confor-
mera en tout aux Réglemens de la Librairie , &
notamment à celui du dix Avril mil fept cent
vingt-cinq. Qu'avant que de les expofer en vente
le manufcrit ou imprimé qui aura fervi de copie
à l'impreffion dudit Ouvrage fera remis dans le

même état où l'Approbation y aura été donnée : ès mains de notre très-cher & féal Chevalier, le Sieur Daguesseau, Chancelier de France, Commandeur de nos Ordres, & qu'il en sera ensuite remis deux exemplaires dans notre Bibliothéque publique, un dans celle de notre Château du Louvre, & un dans celle de notre très-cher & féal-Chevalier le Sieur Daguesseau, Chancelier de France, le tout à peine de nullité des Présentes. Du contenu desquelles vous mandons & enjoignons faire joüir ledit Exposant, ou ses ayans causes, pleinement & paisiblement, sans souffrir qu'il leur soit fait aucun trouble ou empêchement. Voulons que la copie desdites Présentes qui sera imprimée tout au long au commencement ou à la fin dudit Ouvrage soit tenuë pour dûëment signifiée, & qu'aux copies collationnées par l'un de nos amez & féaux Conseillers-Secretaires, foi soit ajoûtée comme à l'original ; commandons au premier notre Huissier ou Sergent, de faire pour l'exécution d'icelles tous actes requis & nécessaires, sans demander autre permission , & nonobstant clameur de Haro, Charte Normande, & Lettres à ce contraires ; car tel est notre plaisir. Donné à Versailles le seiziéme jour du mois de Février, l'an de Grace mil sept cent quarante-deux , & de notre Régne le vingt-septiéme. Par le Roi en son Conseil.

SAINSON.

Regiſtré ſur le Regiſtre XI. de la Chambre Royale des Libraires & Imprimeurs de xxiv

Paris, N°. 7. fol. 3. conformément aux anciens Réglemens, confirmés par celui du 28. Février 1723. A Paris, le 7. Avril 1742.

SAUGRAIN, *Syndic.*

ESSAI

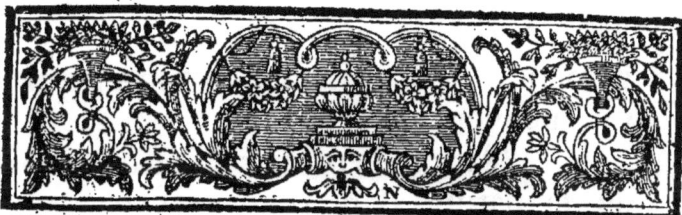

ESSAI
DES EFFETS DE L'AIR
SUR
LE CORPS-HUMAIN.

CHAPITRE PREMIER.

Des Ingrédiens de l'Air.

I. 'A i r eſt ce fluide ſubtil & délié, qui entoure la terre ſur laquelle nous nous mouvons & reſpirons. L'air n'eſt point viſible. Ce que nous appercevons dans les raïons de lumiére, qui entrent par quelque petite ouverture dans une chambre, n'eſt point de l'air, mais de la pouſſiére, & autres corps flotans dans ce fluide. L'Air eſt ſenſible par ſon mou‑

A

vement, & sa résistance aux corps qui s'y meuvent.

II. L'Air est le principal instrument de la nature dans toutes ses opérations sur la surface de la terre, & dans son intérieur, excepté le Magnétisme & la gravité. Aucun végétal ni animal terrestre, ou aquatique, ne peut être produit, vivre, ou croître sans air. Les œufs ne sçauroient éclorre, ni les végétaux pousser dans le vuide. L'eau purgée d'air ne fait point végéter les plantes, du moins très-foiblement, & cela uniquement par quelques particules aëriennes restées dans l'eau. L'Air est le principal instrument dans l'œconomie des fossilles : toutes les opérations sur ces corps, naturelles & artificielles, dépendent de ce fluide ; car sans son secours, le feu & la chaleur cessent. En un mot l'Air est l'agent principal dans la génération, l'accrétion, la résolution, & la corruption de tous les corps : il entre dans la composition de tous les fluides, & solides, comme le prouvent les grandes quantités d'air qui en sortent. Le chêne en fournit $\frac{1}{3}$ de son poids, les pois autant ; le bled de Turquie $\frac{1}{4}$; les

fubftances huileufes & tenaces n'en
produifent pas tant, ou il s'en fépare
plus difficilement ; tel eft le miel qui
n'en donne pas $\frac{1}{9}$; ou la cire qui n'en
fournit que $\frac{1}{16}$ du poids total : les minéraux en donnent une grande quan-
tité ; le charbon de *Newcaftle* en produit $\frac{1}{3}$ de fon poids ; l'antimoine environ vingt-huit fois fon volume ; les
efprits acides en engendrent beaucoup
dans la diffolution des métaux. Ceux
qui fouhaiteront en favoir d'avantage
fur ce fujet, peuvent confulter la *Sta-*
tique des Végétaux de l'ingénieux M.
Hales. Les fubftances animales abondent plus en air qu'aucune autre : le
fang en rend trente-trois fois fon volume ; & les parties folides des animaux plus que les fluïdes : un calcul
humain en donne plus de fix cent qua-
rante-cinq fois fon volume ; mais nous
parlérons encore de ceci dans la fuite.
Nous allons donner à préfent un court
détail des ingrédiens les plus confidérables de ce fluïde admirable. L'air
dans lequel tous les animaux vivent
& refpirent contient, près de la furface de la terre, les exhalaifons, &
toutes les parties qui fe détachent des

corps, affès legéres pour floter dans l'Atmofphére : d'où il eft évident que fes ingrédiens doivent être différens dans les divers endroits de la furface de la terre.

III. Sans entrer en difpute fur la nature du feu ; fi cet élément pénétre tous les efpaces de l'Univers, comme le penfe le favant Boerhaave, l'air en doit avoir fa portion.

IV. L'air contient l'eau qui s'y exhale journellement. Une furface d'eau expofée à l'air, s'évapore d'un pouce * dans treize jours : une furface de terre, d'environ autant, dans quarante jours d'été. Cette eau, lorfque l'air en eft furchargé, rétombe fur nôtre globe, en forme de pluïe, & de rofée ; ce qui fait annuellement en Angleterre, fur un pié moyen, environ vingt - deux pouces de pluye, & deux $\frac{1}{2}$ de rofée. Celle - ci dont la quantité d'une nuit d'hiver eft prefque double de celle d'une nuit d'été, tombe principalement après le coucher du foleil. Il eft donc clair qu'une grande quantité d'eau flote con-

---

* Le pouce Anglois a neuf points de moins que le pouce François.

ftamment dans l'air ; ce que démontrent auffi plufieurs autres expériences.

V. Les fels fixés alkalins fecs font
diffous par les particules aqueufes de
l'air, lefquelles ils attirent, dans trois
jours, jufqu'à l'augmentation du poids
de trente-quatre à cinquante-fept ; effet
qu'on peut porter jufqu'au quadruple ;
une once de fel de Tartre produifant
quatre onces d'huile de Tartre par défaillance, par la feule addition de l'eau
qu'il attire de l'air : fuppofant qu'un
pouce cubique d'air pefe $\frac{1}{2}$ d'un grain,
une addition de trois onces feroit cinq
mille quarante pouces cubiques, ou
environ trois piés cubiques d'air. Il y
a plufieurs conféquences à tirer de cette
expérience, qui femblent ténir du pa-
radoxe : par exemple, que la liqueur
la plus péfante, après le Mercure, feroit faite de fel, & d'air ; que de fel, &
d'eau tirée de l'air, on formeroit une
liqueur d'une plus grande gravité fpé-
cifique que le mélange des ingrédiens ;
car l'huile de Tartre par défaillance eft,
en poids, à l'eau comme fept à cinq ;
& une partie de fel de Tartre forméra
avec trois parties d'eau, une liqueur,
qui eft à l'eau, comme fix à cinq. Ce

qui suit naturellement de cette expérience, eſt, ou qu'il y a beaucoup d'eau dans l'air, ou que l'eau attirée par le ſel de Tartre, eſt extraite d'une grande étenduë d'air.

VI. L'air eſt peut-être le plus chargé d'eau lorſqu'il eſt clair ; car c'eſt lors de ſa plus grande péſanteur que les vapeurs montent le plus haut : or plus hautes celle-ci ſe trouvent , & plus diviſées & mélées elles ſont avec les particules de l'air. Elles montent au moins auſſi haut que la cime des plus hautes Montagnes , comme il paroît par les nüages, & la neige qu'on y obſerve , & où ces vapeurs forment ſouvent des fontaines. Lorſqu'elles deviennent un peu plus péſantes que l'air , elles ſe ramaſſent en nüages, qui , dès que le poids n'en peut plus être ſoûténu par ce fluide , tombent en forme de petite pluye; & en groſſe , quand vénant de plus haut , leurs particules ont le tems de ſe réunir en plus grandes goutes : gélées par l'extrème froideur de l'air , elles forment la neige, & la grêle : mais la maniére de la formation des Météores eſt étrangére à mon ſujet. Lorſque par le poids de l'air , les va-

peurs s'élévent au plus haut de l'Atmofphére , & font intimément mêlées
avec ce fluide , la Région inférieure ,
où nous refpirons , peut être régardée
comme féche eu égard à nos corps.

VII. La Rofée eft un autre ingrédient
de l'air , elle n'eft point de l'eau pure ,
mais une compofirion de toutes les vapeurs aqueufes , volatiles , huileufes ,
& falines , qui s'exhalent de la terre ;
& qui, imperceptibles tant qu'elles font
divifées par l'action du foleil , déviennent vifibles dès que l'air fe réfroidit.
Ce fluide , étant un corps rare , eft
beaucoup plûtôt fufceptible de réfroi-
diffement que la terre , qui continue,
après le coucher du foleil , à jetter fes
exhàlaifons , dont il rétombe une grande quantité en forme d'eau , par le
froid de la nuit : car lorfqu'il n'y a
point de vent , on peut toûjours obferver une couche de ces vapeurs près
de la furface de la terre. La Rofée étant,
comme nous l'avons dit , un amas de
toutes les fubftances , qui s'exhalent de
la terre , elle doit être très-différente
dans les différens endroits : de - là la
raifon , comme l'obferve le favant
Boerhaave , pourquoi les Chymiftes ne

peuvent jamais convénir sur ses ingrédiens, faisant leurs expériences sur des
Rosées, recueillies dans des lieux différens. Elle contient, dans certains endroits, des particules si volatiles, &
si explosives, qu'elle a cassé le vais-
seau, dans la distillation : dans d'autres, elle l'a marqué des couleurs de
l'Arc - en - Ciel, que rien n'a pû ôter.
Si l'on laisse corrompre de la rosée de
Mai (a), il se forme sur la surface une
substance grasse en forme de crème, avec
des végétaux, & des insectes de différentes espéces ; dont les sémences,
& les œufs s'exhalent dans l'Atmosphére. Il est fait mention d'une Rosée
qui tombant, dans quelques endroits,
en forme de beurre, ou de graisse,
dévient extrémément puante (b). De
maniére que l'analyse de la Rosée de
chaque lieu est, peut-être, la meilleure méthode pour découvrir la nature du Terroir, aussi loin que la chaleur du soléil le pénétre.

VIII. L'air contient aussi les exhalaisons aqueuses, & l'esprit volatil,

(a) Voyez les Transact. Philosoph. Mai 1665.
(b) Abregé des Transact. Philosoph.

& aromatique de tous les végétaux.
Les Épicéries répandent leurs odeurs
très-loin des endroits qui les produifent. La quantité de ces exhalaifons végétales doit être très-confidérable en
Eté. Par les expériences de l'ingénieux
M. *Hales*,

Un fep de vigne tranfpire
dans un jour - - - - - $\frac{1}{191}$ ⎫ D'un
Un Tournefol - - - - - $\frac{1}{165}$ ⎪ pouce de
Un chou - - - - - - $\frac{1}{186}$ ⎬ toute fa
Un pommier - - - - $\frac{1}{104}$ ⎭ furface.

Ce qui fait, fur un pié moyen, $\frac{1}{161}$
d'un pouce dans un jour ; ou un pouce
dans cent foixante-un jours d'Eté. Par
une expérience du même Auteur, la matiére tranfpirée d'un arpent de Hou-
blonniére, en cent un jours, le couvriroit de l'épaiffeur d'un pouce. Un
pouce de cette tranfpiration aqueufe,
transformée en air, formeroit (comme
on pourroit l'appeller) une Atmofphére végétale de foixante-onze piés
de haut. La terre eft, en Eté, couverte
de végétaux ; l'herbe préfente auffi une
grande furface à l'action du foleil ; laquelle n'eft point fans exhalaifons. La

chaleur, occasionnée par la transpiration végétale, est très-sensible, un jour chaud, près d'un champ de blé. L'air de l'Été doit être très-différent de celui de l'Hiver à cause de cette seule transpiration. Les odeurs de quelques plantes ont des effets très-sensibles sur bien des personnes. Les huiles, les sels, les sémences, & les *abrasions* (a) insensibles des végétaux flotent dans l'air. La production des plantes dans des lieux, où il n'y en avoit auparavant aucun vestige, a embarrassé les Philosophes. La double méthode de leur propagation par la sémence, & par la tige, pouvant l'une & l'autre floter dans l'air, en fournira, peut-être, la raison : car comme la grandeur de la tige, d'où la plante est produite, n'est point déterminée, qui peut dire que les *abrasions* insensibles d'une plante, ne puissent la produire ? (b)

_____

(a) Le Lecteur me passera ce terme, employé par l'Auteur même ; n'en sachant point d'autre pour exprimer d'un seul mot, les parties intégrantes qui se détachent des corps par leur frotement, ou par l'impression de l'air.

(b) Tous les Physiciens conviennent aujourd'hui qu'il y a dans chaque tige, une infinité de

IX. La terre eft un autre ingrédient de l'air : calcinée, & réduire en cendres, dans les Volcans, elle fe répand dans l'Atmofphére. (*a*)

X. Les fels de toute efpéce entrent auffi dans la compofition de l'air. Les fels foffiles fixes peuvent être digérés, volatilifés, & évaporés dans l'air. Les Marcaffites attirent les fels vitrioliques de l'air. Les pierres de vitriol doivent y être expofées pour produire ce fel. L'alun dépoüillé du fien, le récouvre dans l'air. On peut, dans la plûpart

---

bourgeons, qui contiennent autant de branches, dont chacune eft elle-même une plante, qui n'a befoin que des fucs, ou préparations convénables pour fe déveloper. Cela pofé, on voit que l'idée de l'Auteur eft que les parties intégrantes d'une plante (qu'il y fuppofe contenue en racourci) ou fa fémence peuvent être emportées par l'air, ou autres différens hazards, dans un lieu où cette plante n'avoit jamais parû auparavant, & s'y déveloper par le moyen des fucs néceffaires.

(*a*) Le Pere Kirker, & Thomas Ittigius comptent, dans tout le monde connu, trois à quatre cent Cavernes ou Montagnes, qui jettent du feu. Ces Volcans vomiffent, dans les tremblemens de terre, une grande quantité de cendres, ou terre calcinée, dont les parties les plus legéres fe répandent dans l'air.

des endroits, tirer des sels nitreux des vieilles murailles ; sels que l'air fournit ou comme ingrédiens, ou qu'il produit comme agent. L'air corrode, dans quelques Païs, les tuiles & les briques. On a observé que dans les endroits, qui abondent en Marcaffites, les sels vitrioliques dispersés dans l'Atmosphére, pourriffent les tapifferies, & se répandent fur la furface de la terre, en forme d'efflorefcence blanche. Il y a auffi dans l'air, des particules de tous les minéraux (*a*) : l'Or le plus péfant de tous, peut, de même que le vif-argent, être rendu volatil. Toutes les fumées, élévées des feux naturels, & artificiels, fe perdent auffi dans l'air. Les exhalaifons empoifonnées des mines produifent les mêmes effets qu'elles feroient dans leur diftillation. La fumée des feux domeftiques, & les vapeurs des liqueurs fermentantes, fe

---

(*a*) Le Docteur Leifter croit que le Tonnerre eft produit par les exhalaifons des pierres pyrites. Il y a, à la vérité, quelque chofe de très-rémarquable dans les grands Tonnerres, ayant quelquefois changé la direction polaire de l'aiguille. *Cette remarque eft de M. Arbuthnot.*

diffipent pareillement dans l'air , & compofent une partie de celui que nous refpirons.

XI. La tranfpiration animale forme un autre des ingrédiens de l'air : celle de toute la furface d'un corps humain eft, dans vingt-quatre heures , d'environ $\frac{1}{34}$ d'un pouce , & conféquemment d'un pouce dans trente - quatre jours. La furface de la peau d'un homme de taille moyenne eft d'environ quinze piés quarrés , par conféquent celle de la peau de deux mille neuf cent quatre de ces hommes , couvriroit un arpent (*a*) de terre , & la matiére tranfpirée couvriroit ce même arpent de l'épaiffeur d'un pouce , dans trente- quatre jours : matiére , qui transformée en air , formeroit fur cet arpent une Atmofphére d'environ foixante-onze piés de haut. La grande quantité des fubf- tances animales , qui font dans l'air , fe prouve encore de ce que tous les excrémens, & les carcaffes des animaux,

---

(*a*) L'arpent Anglois eft de $\frac{7}{24}$ plus petit que notre arpent Royal de cent perches quatrées de vingt-deux piés de longueur cha- cune.

soit qu'on les brûle d'abord, qu'on les expose; ou qu'on les enterre, se disper-sent enfin plûtôt, ou plus tard dans l'air; si l'on en excepte, peut - être, quelques os, qui se convertissent en terre. Les œufs des insectes flotent dans l'air *(a)*. De la chair penduë à un fil, dans un lieu où aucune mouche ne pouvoit pénétrer, a été trouvée rem-plië de vers. Les chenilles, & autres insectes, qui dévorent si subitement les feüilles des arbres, sont, peut-être, produits par les œufs de ces insectes, flotans dans l'Atmosphére : du moins on ne conçoit pas aisément comment ils pourroient être logés dans les plan-tes même. Il fait des ondées de pluïe en Afrique, qui jettent le corps dans des frissons, & dont les gouttes ren-ferment des insectes : peut-être, y en a - t - il dans l'air, imperceptibles à l'œil *(b)*. On peut observer dans les

_____

(*a*) Boerhaave.
(*b*) M. Gautier Auteur de la Bibliothéque des Philosophes l'a demontré dans une expé-rience qu'il fit à Montpellier environ l'an 1712. ou 1713. je vais la rapporter en faveur de ceux qui n'ont pas cet ouvrage.

endroits d'une chambre, illuminés
des raïons du foleil, des mouches fe
lançant quelquefois comme fur une
proye, à la maniére des faucons.

XII. Les fouffres s'élevent, en grande
quantité, de plufieurs endroits de la
terre: on obferve, dans les mines, des

Trois ou quatre mois, dit-il, s'étant paffés
fans pluïe, il parut dans l'air, fur la fin de l'Eté,
certains nüages jaunâtres, venant du Sud, ou du
côté de la Mer. L'air fentoit la terre, & il pa-
roiffoit devoir faire quelque orage; des groffes
gouttes de pluye commençoient à tomber. Je crûs
que ces groffes gouttes pénétrant tout l'efpace
d'air qui étoit entre la nuë, & la terre, ramaf-
feroient, & engloberoient les animaux au moment de leur chûte, s'il étoit vrai qu'il y en eut
dans l'air. Je montai alors à une tour de la mai-
fon, où je logeois; muni d'une affiéte de fa-
yance, je ramaffai quelques gouttes de pluye,
que je préfentai enfuite à mon Microfcope: dans
deux ou trois effais que j'en fis, elles ne me don-
nérent rien à voir; mais enfin à une autre expérience, j'apperçus nager dans le liquide d'une petite goutte, un petit animal, qui avoit la figure
d'une Tortue, qui y nageoit avec une viteffe
incroïable, & qui rencontrant l'extrémité du liquide qui le contenoit, & l'empêchoit d'aller au-
delà, alloit, & révenoit fans ceffe autour de la
circonférence, & d'un côté à l'autre.

Gautier Biblioth. des Philofop. **Tom. III.** pag,
247.

fumées puantes, huileuses & inflammables (*a*). Les exhalaisons sulphureuses
combinées avec des particules salines,
ou métalliques produisent dans les
tremblemens de terre, des Tonnerres
soûterrains, des explosions, & tous
les effets de la poudre à canon. Il y a
des exemples d'ondées sulphureuses
brûlantes, après le Tonnerre. Quelqu'u-
nes de ces vapeurs sulphureuses paroiffent s'élever fort haut par un mouvement projectile, comme elles le font
aussi, dans le vuide, avec beaucoup
de célérité. Ceci paroît par les Météores, tel que celui de l'année 1718,
dont, selon l'observation du Docteur
Halley, la hauteur fût de soixante
milles (*b*); le diamétre d'un mille, &

(*a*) Il y a dans le Comté de Flint en Angleterre, une mine de charbon de pierre, d'où il
sort, de tems en tems, des exhalaisons sulphureuses bleuës, qui prennent feu, surtout quand on y
apporte de la lumiere : elles font l'effet du tonnerre, blessant les ouvriers, qui travaïllent à
cette mine ; avec mille autres ravages. Il y a une
infinité d'autres mines soit en Angleterre, en
Hongrie, &c. qui produisent les mêmes effets.

(*b*) Le mille d'Angleterre est de cinq mille
deux cens quatre-vingt piés Anglois, & le pié Anglois a neuf lignes de moins que le pié François.

l'espace

l'efpace qu'il parcourut, dans une minute, de trois cent milles. Quoique l'air fût, à cette hauteur, trente mille fois plus rare que près de la furface de la terre, il fût cependant capable de la propagation du fon, puifqu'on entendit, dans quelques endroits, celui de l'explofion de ce Météore. Les phénomenes lumineux, qui ont fouvent parû depuis peu, en Angleterre, fembloient être de la même nature, particuliérement celui, qui fe fit rémarquer en 1716, où l'on pouvoit obferver les vapeurs fulphureufes s'élever à une hauteur confidérable, par un mouvement projectile. On n'a point découvert qu'elles ayent laiffé aucun mauvais effet après elles, fur le corps humain.

XIII. L'air eft chargé, proche la furface de la terre, de toutes les hétérogénéités rapportées, & d'une infinité d'autres, qu'il n'eft pas poffible de détailler. Le Sage Auteur de la nature a cependant tempéré ce mélange hétérogéne de maniére à le rendre falubre, excepté dans quelques cas accidentels, aux animaux qui y vivent: peut-être même que l'air, privé de

B

ces ingrédiens, ne seroit pas propre à
entretenir la vie des animaux, & des
végétaux. Pour rendre cet élement sain,
le Créateur a si sagément disposé les
choses, que la masse totale n'est jamais surchargée de ces ingrédiens. Par
exemple, le corps humain étant formé de maniére à ne pouvoir supporter les excès d'aucune espéce, comme
trop de sécheresse, ou trop d'humidité ; il se fait, dans l'air, une circulation constante d'eau, & celui de chaque endroit, en contient fort approchant la même quantité. L'action du
soleil sur la même surface de terre,
& d'eau ; & la chaleur de la surface
de la terre sont assés uniformes dans
le cours de l'année, & par conséquent
la quantité de l'évaporation à peu près la
même. L'air ne peut récevoir & soûtenir qu'une certaine quantité d'eau : &
la somme de celle, qui tombe annuellement en pluïe, en neige, ou en gréle
sur toute la surface de la terre, est la
même ; quoique par des causes accidentelles, comme les vents, & l'arrêt
des nûages par des chaînes de montagnes, plus de vapeurs aqueuses puissent être apportées, & tomber dans

un endroit que dans l'autre. Cette eau
est, par sa gravité naturelle, rapportée
en ruisseaux, dans la Mer, & autres
réservoirs; & de-là exhalée de nouveau, n'en restant que ce qu'il faut
pour l'entrétien des plantes, & des
animaux, dont l'humidité s'éxhale encore, & cette circulation se soûtient
constamment. Il ne reste qu'un doute,
savoir si les parties solides des animaux,
& des végétaux, & peut-être des fos-
files, étant principalement produites
de fluides aqueux; & une certaine
quantité de ces solides n'étant point
reconvertible en eau par les agents
naturels : savoir, dis-je, si, dans ce
cas, les solides ne gagnent point sur
les fluides, ceux-là augmentant, &
ceux-ci diminuant? L'œconomie est
la même dans les autres ingrédiens de
l'air. La transpiration des animaux,
& des végétaux, les huiles, les sels,
& les soufres rétombent encore, &
réparent les corps, qui sont sur, &
proche la surface de la terre.

XIV. La Nature se sert de tous les
moyens possibles pour conserver ce
fluide hétérogéne (l'air) dans un état
sain. Ses ingrédiens sont digérés, &

atténués par la chaleur, & conſtamment agités par les vents, qui mêlent
l'air des différentes Régions enſemble.
Il ſe fait des fermentations dans les
Éclairs, & le Tonnerre, ſuiviës de
mouvemens & d'explofions violentes,
que la Chymie peut imiter par de ſem-
blables ingrédiens. Ces Tempêtes con-
ſument les particules ſulphureuſes nuiſibles & ſur-abondantes. Il y a des
exemples de quelques endroits déve-
nus habitables par des tremblemens de
terre, & des inondations. La tranſpiration de la terre eſt ſuſpendue, &
rétablië alternativement ; il s'y fait des
congélations de l'eau ſur-abondante,
des précipitations, & pluſieurs autres
opérations inconnuës à l'art, qui produiſent une grande variété d'effets. Les
corps héterogénes flotans dans l'air,
agiſſent auſſi, à leur approche, de
diverſes maniéres inconcévables : pluſieurs expériences & obſervations démontrent cette action mutuelle. Certaines opérations Chymiques réuſſi-
ront dans une eſpéce d'air, qu'on
tentera en vain dans un autre : le Tartre régénéré ne peut ſe faire que dans
un laboratoire, où l'on diſtile du vi

naigre (*a*). Il est impossible de concévoir le résultat de toutes ces opérations, dans un mélange hétérogène : nous pouvons connoître leurs effets, mais jamais leur nature.

XV. Quoique la Nature conserve la masse aërienne dans un état sain, il faut nécessairement que l'air des Régions, des Saisons, & des endroits particuliers, différe extrémément dans les proportions du mélange des ingrédiens détaillés, & qu'il affecte différemment le corps humain, selon qu'ils manquent, ou qu'ils excédent. Trop d'humidité produit un genre de maladies ; & trop de séchéresse en attire un autre, le corps étant limité dans ses puissances, & incapable d'aucun excès. L'air rempli d'exhalaisons ani-

(*a*) Si l'on expose du sel de Tartre dans un laboratoire, où l'on distille du vinaigre, les acides de ce dernier, qui s'échappent dans l'air, vont s'unir au sel de Tartre, & celui-ci se régénére ou rédévient un véritable Tartre, au lieu de se dissoudre en liqueur, comme il feroit si la distillation du vinaigre ne s'exécutoit pas dans le même laboratoire. Cette régénération n'arriveroit point si l'on distilloit tout autre acide dans le même lieu.

males, particuliérement de celles qui font corrompues, a fouvent caufé des fiévres peftilentielles : il y a plufieurs exemples de ce fait, comme celui de 1562, rapporté par Ambroife Paré ; arrivé à l'occafion de carcaffes jettées dans un foffé (a). On a vû les mêmes maladies occafionnées par de grandes quantités de végétaux corrompus, de fauterelles, & de Baleines mortes. Les exhalaifons du corps humain, font extrémément fujettes à la corruption ; l'eau, où l'on s'eft baigné, acquiert, par le féjour, une odeur cadavéreufe. Par le N° XI. de ce Chapitre, moins de trois mille hommes, placés dans l'étenduë d'un arpent de terre, y forméroient, de leur propre tranfpiration, dans trente - quatre jours, une

---

(a) *Paré* dit que c'eft dans un puits d'environ cent braffes de profondeur, fitué au Château de *Pene* fur la riviere du Lot, où un grand nombre de corps morts ayant été jettés au mois de Septembre 1562 à l'occafion des prémiers troubles de Réligion, il s'en éleva, deux mois après, une vapeur puante, & contagieufe, qui fe répandit par tout l'Agenois, & aux environs, jufqu'à dix lieuës à la ronde, dont plufieurs furent infectés de pefte. *Ambroife Paré, Liv. II. Chap.* 15.

Atmofphére d'environ foixante - onze
piés de haut, laquelle n'étant point
diffipée par les vents, déviendroit
peftilentielle dans un moment : d'où
l'on peut inférer que la prémiére attention à faire, en bâtiffant des Villes,
eft qu'elles foient ouvertes, & bien
airées. Des conftitutions peftilentielles
de l'air ont été fouvent précédées de
grands calmes ; de-là l'air des prifons
produit fouvent des incommodités
mortelles ; & les Matelots, qui fe
porteroient bien en pleine Mer, déviennent malades dans les Bayes, &
dans les Ports. Le principal foin de
ceux qui fervent dans les Hôpitaux,
doit être de donner un libre paffage à
l'air. Puifque par le N° XI. les parties corruptibles des cadavres enfeve-
lis fous terre, font emportées, quoique lentement, dans l'air ; ne feroit-
ce point une objection contre les enfe-
veliffemens dans les Églifes ? & ne feroit-
il pas plus à propos que tous les Cimé-
tieres fuffent hors des Villes & en plein
air ? L'air de l'Été differe, felon ce qu'on
a obfervé N°. VIII. confidérablement
de celui de l'Hiver. En Eté, l'air eft
rempli de la tranfpiration des végé-

taux, laquelle abonde en esprits, &
huiles volatiles, qui peut-être, ani-
ment, & egayent les esprits. L'odeur
de quelques plantes est si forte, que
certaines personnes ne sauroient la supporter.

XVI. Il suit des observations, N°.
XI. que l'air des Villes diffère considérablement de celui de la Campagne.
Il y a, dans le prémier, plus de transpiration animale, laquelle n'est jamais
entiérément dissipée; plus de fumée,
mais moins d'exhalaisons, élevées de
la surface de la terre, à cause du pavé,
& par conséquent, soit que les exhalaisons soient saines, ou nuisibles, leur
effet sera ici moindre, dans l'un, &
l'autre cas: quoique l'air de la Campagne soit porté par les vents, dans
les Villes, il y a toujours moins de
vapeurs végétales dans celles-ci, qu'à
la Campagne.

XVII. De tous les ingrédiens de l'air,
il n'y en a point de plus nuisible au
corps humain, que les souffres: la fumée du charbon de bois suffoque dans
un moment; de-là lorsque les exhalaisons sulphureuses sont trop abondantes, la nature les consume par le
feu

-feu des éclairs. L'air affecte fenfiblement certaines perfonnes , avant le
Tonnerre , & les Ouragans. L'avantage que les habitans des Païs chauds
rétirent des tempêtes , accompagnées
de Tonnerre , leur en diminuë la terreur. Il y a des vapeurs fulphureufes ,
qui infectent les végétaux , & rendent
l'herbe nuifible aux beftiaux , qui la
broûtent (*a*) : les Mineurs font fouvent incommodés de ces vapeurs. Il
y en a de quatre fortes , felon les obfervations (*b*) , faites dans quelques
Mines de *Derbyshire.* La prémiére , ap-
perçuë d'abord par la lumiére orbi-
culaire des chandelles , & la diminution graduelle de leur flamme , eft appellée l'efpéce commune , par les Mineurs. Ses effets fur le corps humain ,
font les défaillances , les convulfions ,
& la fuffocation : la feconde eft ce
qu'ils appellent *Peafe - bloom Damp* (c)

(*a*) Abregé des Tranfact. Philofoph.
(*b*) Ibid.
(*c*) Je ne fai point de terme François, affecté
à cette expreffion Angloife ; elle fignifie littérale-
ment, vapeur de fleur de pois, nom que les Mineurs donnent , fans doute , à cette feconde exha-

qu'ils s'imaginent être la vapeur d'un
végétal, croiſſant plus bas que la ſurface de la terre. La troiſiéme eſt la
plus nuiſible : les Mineurs nous diſent
qu'ils voyent au haut de la voûte,
dans les allées qui partent de la principale chambre, quelque choſe de
rond de la groſſeur d'un balon, avec
une peau, ou membrane à l'entour,
qui vénant à crêver par accident, ſuf-
foque, par la diſperſion de la matiére
conténuë, toute la compagnie : les
Mineurs qui ne ſont que des Philoſophes groſſiers, croyent que c'eſt la
tranſpiration dé leur propre corps ; ce
qui ne paroît point impoſſible ; car les
parties huileuſes de cette tranſpiration
pourroient produire cette membrane,
ou envelope (*a*). La quatriéme eſpéce eſt la vapeur fulminante, qui reſ-
ſemble par ſa nature, & ſes effets, à
la poudre à canon, ou à la matiére

---

laiſon minérale, parceque lorſque les pois ſont
en fleur, ils répandent une odeur, qui incommode certaines perſonnes ; ou parce que cette
odeur tient de cette eſpéce d'éxhalaiſon.

(*a*) Ceci me paroît être produit, avec la per-
miſſion de M. *Arbuthnot*, par la condenſation des
vapeurs en petits monceaux, reſſemblants à de
l'huile coagulée.

qui produit le Tonnerre : elle tuë par
son explosion , comme celles-là , lorsqu'elle prend feu : les rémédes des Mineurs sont les mêmes , dont la nature
se sert dans des cas semblables ; la
communication avec toute la masse
aërienne , par le moyen de tuïaux ,
la dissipation de ces vapeurs (*a*) par le
sécours des soufflets , & leur destruc-
tion par le feu ; après quoi ils sont en
état de réprendre leur travail. Il y a
aussi des vapeurs sulphureuses dans
quelques puits , & creux profonds, qui
prennent feu à la flamme d'une chandelle : le souffre se trouve dans quel-
ques-unes , combiné avec le sel am-
moniac, lequel ne fulmine point. Le
souffre , en lui-même , n'est point ennemi du poûmon : l'air, où il s'éléve
des exhalaisons sulphureuses , comme

(*a*) Il y a à *Herngroung* en Hongrie, une Mine
de cuivre , dont il sort , d'un roc extraordinaire-
ment dur , une vapeur fort maligne ; on se sert,
pour en épuiser la mine , de deux gros soufflets ,
qu'on agite sans cesse pendant quelques jours. On
employe aussi de longs tuyaux par lesquels l'air
entrant , & sortant sans cesse , laisse une entiére
liberté de respirer. Il y a de ces tuyaux , qui ont
plus de cinq cens brasses.

C ij

celui des environs de Naples, est recommandé comme salutaire : mais on doit considérer que ces exhalaisons se trouvent dans l'air libre ; qu'elles ne font point surabondantes, ni, peut-être, mêlées avec d'autres sels nuisibles, dont celles qu'on a mentionnées ci-devant, peuvent être remplies. On verra dans la suite de cet ouvrage que le souffre détruit l'élasticité de l'air.

XVIII. Les sels acides métalliques qui s'éxhalent de certains endroits de la terre, & qui, à cause de leur gravité, ne montent qu'à une certaine hauteur, sont extrémément nuisibles, pris par la respiration ; [telles font ces exhalaisons mortelles de la Grote *del Cane*, près de Naples] ils contractent les vésicules pulmonaires, ou coagulent incontinent le sang dans les vaisseaux capillaires, qui rampent le long de ces vésicules, dont les membranes font très-minces, & en contact immédiat avec l'air extérieur.

XIX. Quelques-uns ont crû que la peste vénoit de petits insectes. Ce systême s'accorde avec plusieurs des symptomes, qui s'observent dans le progrès, ou la maniére de la propagation de cette maladie ; mais il est entiérément incompatible avec le refte des accidens.

Voilà quelques conféquences claires, rélatives à notre fujet, tirées de la confidération des ingrédiens de l'air ; on pourroit, eu égard à fon hétéro-genéité, en tirer plufieurs autres de la même efpéce, fi la briévété de cet Effai nous le permettoit. Je continuë par l'examen des propriétés de l'air.

CHAPITRE II.

Des propriétés de l'Air.

I. LA prémiére propriété de l'air, eft la fluidité ; aucun pouvoir de l'art, ni de la nature, encore connu, ne fau-roit la détruire ; il la conferve dans un froid quarante-quatre degrés plus grand qu'aucun froid naturel : l'étincé-lement que *Boerhaave* obferva dans l'air, illuminé des rayons du foleil, & qu'il crût d'abord produit par quel-que congélation de ce fluide, ne pro-cédoit, fuivant la découverte qu'il en fit enfuite, que de particules aqueufes flotantes dans l'Atmofphére. Jamais condenfation, fermentation, ni coagulation de matiéres, n'ont détruit la fluidité de l'air qui y résidoit. Cette qualité est absolument nécessaire à un élément, où les végétaux, & les animaux croissent. Aucun végétal, ni animal ne peut étendre ses fibres, suivant leur figure naturelle, que dans un fluide, qui résiste également par tout à leur allongement. La pression de l'Atmosphére, toûjours égale, à raison de sa fluidité, sur toute la surface de ces fibres, les rétient dans certaines bornes d'accroissement. Si on veut donc donner au corps la figure que la nature affecte, on doit le tenir à couvert, autant qu'il est possible, de la pression des corps durs, & solides. La situation droite que l'homme garde, une bonne partie du tems, favorise la formation de sa taille; s'il étoit toûjours couché, son corps ne prendroit point sa figure naturelle. La gêne par les cors, ou les habits trop justes, la gâtent, ou la changent. L'eau étant un fluide beaucoup plus dense que l'air, reçoit, soutient, & borne l'accroissement d'animaux plus grands que l'air ne peut faire.

II. Les particules de l'air ne sont

point perceptibles par le Microfcope ;
quoiqu'elles puiffent être plus grandes
que celles de la lumiére, elles ne le
réfléchiffent point à angles vifuels.

III. Nonobftant la pétiteffe des particules de l'air, plufieurs fluides plus
denfes pafferont où il ne fauroit paffer :
le cuir donne entrée à l'huile, & exclut l'air.

IV. La divifiblité par la plus petite
force, eft une autre propriété de l'air,
au moyen de laquelle les animaux s'y
meuvent fans beaucoup de réfiftance.
S'il y avoit des expériences de là vîteffe du mouvement des oifeaux, &
des poiffons, on pourroit déterminer
la proportion de leur force. Les oifeaux, & les poiffons fe meuvent dans
leur élément refpectif de la même maniére : les poiffons font les oifeaux de
l'eau ; ils paffent par un élément huit
cent fois plus denfe que l'air, à caufe
de quoi il leur faut employer une force
proportionnée à la plus grande réfiftance du milieu : de l'autre côté, une
bonne partie de la force des oifeaux,
eft employée à foûtenir leur corps dans
un milieu beaucoup plus rare, au lieu
que le corps des poiffons eft en équi-

C iiij

libre avec l'eau où ils nagent. L'air a cependant quelque ténacité, à raison de laquelle ses parties s'attirent réciproquement, comme il paroît par la figure sphérique des Bulles, qui s'uniffent, & se confondent l'une dans l'autre. Les particules aëriennes semblent avoir en même-tems, dans d'autres circonftances, le pouvoir de se répouffer, ou de s'écarter les unes des autres, par une suite de leur élafticité : ces deux propriétés font compatibles, comme nous le remarquons dans la lumiére.

V. L'air oppofe une réfiftance très-confidérable aux corps qui s'y meuvent rapidement ; ou il agit avec beaucoup de force contre ces corps, lorfqu'il eft lui-même entraîné par un mouvement rapide. La réfiftance augmente, dans le premier cas, à raifon du quarré de la vîteffe du corps mû, c'eft-à-dire, que la réfiftance eft cent fois plus grande lorfque la vîteffe n'eft que de dix ; de-là fi des corps légers font mûs avec grande vélocité, la refiftance de l'air les repouffera dans une autre direction. Dans le fécond cas, l'air mû avec rapidité comme dans les vents

violens, produit des effets très-fenfi-
bles fur le corps humain ; nous voyons
auffi tous les jours les effets furpré-
nans d'une grande furface d'air , ou
de vent , en mouvant des grands corps ,
ou tournant des machines : un courant
d'air de fept piés quarrés , ou d'environ la moitié de la furface du corps
d'un homme , mû avec la vélocité
d'un grand vent , ou de vingt - deux
piés , dans une féconde , exerce fur ce
même corps , une preffion égale à celle
d'une pareille furface d'eau , dont la
vélocité feroit de 1 $\frac{1}{2}$ pié dans une
minute : à quoi fi l'on ajoûte la vîteffe de la perfonne qui fe meut dans
le fens oppofé , la preffion fera très-
confidérable : de-là le grand exercice
de ceux qui proménent , ou vont à
cheval à l'oppofite des grands vents ;
exercice dont les effets font la rou-
geur , & l'inflammation des parties
expofées à l'air ; & ceux d'une douce
preffion , la chaleur, & l'affoupiffement.

VI. La gravité eft une autre propriété de l'air, par laquelle il eft en
équilibre avec une colomne de Mer-
cure de 27$\frac{1}{2}$ pouces à 30$\frac{1}{2}$, la gravité

de l'Atmosphére variant de $\frac{1}{10}$, ce
qui est ses derniéres limites : de maniére que l'exacte gravité spécifique
de l'air ne sauroit étre déterminée.
Lorsque, dans une chaleur modérée,
le Mercure est à 30 pouces, la gravité
spécifique de l'air est à environ celle
de l'eau, comme 1 à 800, & à celle
du Mercure comme 1 à 10800. Les
raisons du Docteur *Halley* sur les causes
des variations de la gravité de l'air,
paroissent très-satisfaisantes ; car il faut
qu'elles viennent, ou de ce que l'air
est plus ou moins chargé d'ingrédiens
pesants, dans un tems, & dans un
lieu, que dans d'autres ; ou de ce
qu'il s'accumule plus dans un endroit
que dans un autre : cette plus grande
accumulation de l'air dans un endroit
que dans l'autre, doit provénir des
courans d'air, ou de vents ; ainsi,
ceux - ci tendants dans une direction
contraire au même lieu, doivent y
accumuler l'air, & par conséquent
élever le Mercure dans le Barométre,
comme un vent d'Oüest dans la Mer
Atlantique, & un vent d'Est dans l'O-
céan Germanique : deux de ces mêmes
courans, vénant du même endroit,

doivent y diminuer la hauteur de l'Atmosphére, & conféquemment celle
du Mercure dans le Baromêtre : ceci
eſt très-poſſible dans les liquides, &
arrive même dans les Marées. S'il ré-
gnoit toûjours un calme parfait, l'é-
quilibre ne pourroit être changé que
par lá quantité plus, ou moins grande
des ingrédiens de l'air : ce ſyſtême ſe
confirme de ce que dans les endroits,
où les vents ne ſont point variables,
comme près de la Ligne, les altérations du Baroſcope ſont très-petites.
Les variations de la gravité de l'air,
ne ſauroient vénir de ce qu'il laiſſe
tomber les matiéres péſantes qu'il contient, comme dans les grandes ondées. Il eſt vrai qu'un corps péſant,
tombant à travers un fluide, ne le
preſſe, dans la deſcente, qu'à raiſon de
la réſiſtance que ce fluide oppoſe à
ſon mouvement; mais la diminution
du poids de l'Atmoſphére durant la
chûte de la pluye, de la neige, ou
de la gréle, n'eſt point proportionnée
à cette cauſe, & elle n'en ſauroit
fournir la raiſon.

VII. L'air, en conféquence de ſa
fluidité, & de ſa péſanteur, preſſe éga

lement par tout la surface d'un corps
humain , avec un poids égal à une
colomne de Mercure , dont la base est
égale à la surface de ce même corps ,
& la hauteur , à celle du Baromêtre ;
& ce poids est dans une personne de
moyenne taille , de 32000 livres ;
mais comme la gravité de l'air peut
varier de $\frac{1}{10}$, la pression de ce fluide
sur le corps humain doit être de 3200
livres plus considérable dans un tems
que dans un autre (*a*). La seule variation d'un pouce dans la hauteur du

---

(*a*) Le Docteur *Wainwright* , & le Docteur
Quincy font , d'après les Transactions Philosoph. la différence entre la plus grande , & la
moindre pression de l'air sur nos corps , de
3982 livres de Troyes. Ils supposent que la
surface du corps de l'homme étant , assés communément , de 15 piés quarrés , soutient , lorsque le Mercure est à sa plus grande hauteur ,
ou à 30 pouces , un poids de 39900 livres
de Troyes , & celui de 35918 livres , lorsque
le vif-argent est à 27 pouces : d'où l'on voit
que nos corps sont différemment pressés suivant les différentes hauteurs du Baromêtre ,
& que cette différence est portée jusqu'à 3982
livres : d'où l'on ne doit point être surpris des
dérangemens que les altérations du tems apportent si souvent dans nos corps.

Mercure, indique une différence de plus de 1000 livres, dans le poids de l'Atmosphère. De pareilles altérations affectent très-senfiblement les folides & les fluides ; mais comme l'équilibre eft bien-tôt rétabli entre l'air extérieur, & l'intérieur, par la libre communication qu'ils ont enfemble, ces variations fe paffent fans aucun inconvénient rémarquable ; ce qui prouve & dans le cas de la plus grande, & dans celui de la moindre gravité de l'air, la prompte admiffion de ce fluide au dedans, & fa fortie hors du corps ; car fi cet équilibre n'étoit point confervé entre l'air extérieur, & l'intérieur, les folides & les fluides étant élaftiques, fe trouvéroient trop comprimés dans le cas de l'augmentation de la gravité de l'air, & s'étendroient dans celui de fa diminution, jufqu'à la douleur, & au rifque de la vie de l'animal. La defcente du Mercure dans le Baromêtre, répond à l'extraction de l'air hors de la machine pneumatique ; cas, où l'on apperçoit les fluides, & les folides s'étendre, & les animaux s'enfler. J'ai obfervé, dans les perfonnes délicates, des effets très-fen-

fibles des abbaiſſemens ſoudains du
vif-argent, & tous les ſymptomes
qu'elles auroient éprouvé par la ſuc-
tion d'autant d'air de la machine du
vuide. Les animaux s'y trouvent très-
ſoulagés de leurs accidens, en jettant
de l'air, ou des vents hors de leur
corps. Si les altérations de l'Atmoſphére étoient donc fort ſoudaines, &
portées trop loin, elles cauſeroient,
dans le corps humain, des accidens
très-conſidérables, & très-incommo-
des : mais dans l'état où ſont les choſes,
les variations de la gravité de l'air conſervent les ſolides & les fluides dans
un mouvement d'oſcillation ſynchro-
nique, & proportionel à ces mémes
variations ; elles affectent néanmoins
diverſément le corps humain par les
différens dégrés de tenſion, qu'elles
produiſent dans les fibres, & d'expanſion dans les fluides ; & cauſent
des changemens, auſquels les habitans des Païs, où la hauteur du Mercure, dans le Baromerre, ne varie
point, ne ſont pas ſenſibles ; mais
nous parlerons encore de ceci dans la
ſuire.

VIII. L'air eſt un fluide dans un

mouvement continuel : on peut appercévoir dans l'endroit d'une chambre, où les rayons du foleil pénétrent
par quelque petite ouverture, l'agitation conftante des corps, flotans dans
l'Atmofphére : on obferve auffi un
mouvément ondulatoire continuel à
travers les Télefcopes : ces ondulations
de l'air affectent les petits & tendres
corps qui y flotent, fans en altérer
la figure. Lorfque l'air entre dans les
corps, ou s'en échape, il ne fe divife
point d'abord en fes plus pétites particules, mais fe ramaffe en Bulles. La
nature de ce fluide eft telle, que fa
plus petite quantité a autant de force
que toute l'Atmofphere, en vertu de
fon reffort ; dont nous allons parler
dans l'Article fuivant. Si les Bulles d'air
s'engendrent dans les vaiffeaux du
corps, elles doivent produire des effets prodigieux.

IX. L'air eft auffi compreffible, &
élaftique. Il fe comprime en des efpaces proportionels au poids, dont il
eft chargé, & s'étend de nouveau à
proportion que la force compreffive
eft ôtée. Si la preffion eft comme 1,
2, 3, les efpaces, ou l'air fe trou-

vera réduit, seront comme 1, $\frac{1}{2}$, $\frac{1}{4}$;
de-là, la densité de ce fluide augmen-
téra en raison directe de la compres-
sion, & par conséquent à mesure qu'on
approchera de la surface de la terre,
à cause de la plus grande hauteur de
la colomne : l'air s'étendra au contraire, & déviendra plus rare, en
vertu de son élasticité, à proportion
qu'on montera plus haut. Si toute
l'Atmosphére étoit d'égale densité, elle
n'excédéroit pas beaucoup la hauteur
de 5 milles, & à celle de 900 piés,
le Mercure baisseroit d'un pouce, &
ainsi de suite ; mais l'expansion, où la
rareté de l'air augmentant, comme
je l'ai déja dit, à mesure que la force
compressive est ôtée, cet abaissement
du Mercure n'arrivera qu'à la hauteur
de 915 piés : à proportion qu'on monte
plus haut, il faut encore une plus
grande colomne de cet air rare pour
faire baisser le Baromêtre d'un autre
pouce, & cette colomne est estimée
de 1862 piés, ou plus du double de
la prémiére hauteur : l'ascension de
2844 piés, ce qui est plus du triple
de 915, fera descendre le vif-argent
de 3 pouces ; celle d'un mille de 5.

32

$_3$2 pouces, c'eſt-à-dire, environ $_5$
pouces, & $\frac{1}{3}$: à la hauteur de 3 milles,
il ſera réduit de 30 pouces, à 16. 68,
c'eſt-à-dire, à 16 pouces, & près $\frac{7}{10}$,
la hauteur répondante à un pouce de
Mercure, augmentant toûjours dans
une proportion facile à déterminer par
un calcul Géometrique aiſé : mais il
ſeroit également inutile, ſoit à ceux
qui entendent, ſoit à ceux qui n'entendent pas la Géometrië, de s'étendre d'avantage ſur ce calcul, répétant
aux prémiers ce qu'ils ſavent déja,
& voulant enſeigner aux autres ce
qu'ils ne ſauroient comprendre.

X. La différence de la denſité de
l'air des Régions hautes, & baſſes, produit les mémes effets ſur leurs habitans, que font les variations de la gravité de l'air, dont on vient de parler.

XI. L'élaſticité de l'air eſt égale en
force, à ſa gravité; car, comme j'ai dit,
la plus pétite bulle d'air eſt en équilibre, par ſon reſſort, avec toute l'Atmoſphére. Par ces deux qualités de la
gravité, de l'élaſticité, & leur variations, l'air produit des effets conſidérables ſur le corps humain : par elles
la reſpiration s'ëxécute, & l'équilibre

D

se conserve entre l'air extérieur, &
celui de nos vaisseaux : mais je ne sau-
rois m'empêcher d'observer qu'il y a
quelque chose de très - difficile à entendre dans la gravité & l'élasticité de
l'air. Supposant que ce fluide est en
gravité spécifique à l'eau, comme 1 à
800, s'il y a $\frac{1}{800}$ d'eau dans l'air, il
faut qu'il ne pèse rien lui - même,
parce que deux pareilles quantités d'eau
sont en équilibre ensemble : j'ai vû
une ondée d'Été de longue durée, rem-
plir un tonneau à la hauteur de trois
pouces perpendiculaires : 33 piés d'eau
pèsent autant que toute l'Atmosphére ;
trois pouces sont $\frac{1}{4}$ de $\frac{1}{33}$, ou $\frac{1}{132}$ du
poids de cette même Atmosphére, ce
qui est beaucoup plus que $\frac{1}{800}$. Il sem-
bleroit donc que la grande quantité
d'eau, qui tomba dans cette ondée,
ne pouvoit pas être dans l'air de cet
endroit en même-tems, mais qu'elle
s'y ramassa en nüages, d'une grande
étendue de l'Atmosphére. L'eau est mêlée avec l'air en forme de fumée, ou
de vapeurs, lesquelles ne sont peut-
être, qu'un amas de petites bulles,
ou vésicules aqueuses, qui, remplies
d'air, sont plus légéres qu'un pareil

volume de ce fluide ; mais quoiqu'il en foit, il y a toûjours de l'eau dans l'Atmofphére, & plufieurs autres ingrédiens fpécifiquement plus péfants que l'air, dont fi la quantité n'eft pas extrêmément petite, il faut, comme je l'ai déja dit, que ce fluide ne péfe rien lui-même. Quant à la compreffibilité de l'air, il faut qu'elle ait certaines bornes ; elle ne fauroit aller au-de-là de la quantité de l'eau, & autres fubftances incompreffibles que cet élément renferme. La rareté, & la denfité de l'air ont auffi leurs bornes ; car, 1°. fi la dilatation de ce fluide augmentoit toûjours, un globe d'air d'un pouce de diamêtre, rempliroit, à la diftance d'un demi-diamètre de la terre, tout l'efpace des Régions des Planétes jufqu'au delà de la fphére de Saturne. 2°. Quant à la denfité de l'air ; fuppofez une colomne d'air depuis la furface de la terre jufques dans fon centre, la gravité des corps eft au-dedans de la furface, comme leur diftance du centre ; cependant, par une computation trop longue à inférer ici, l'air feroit, fuivant les loix de la denfité, plus denfe que le Mercure, à 50 milles de profondeur , & près du centre infiniment plus dense que l'or ; ce qui est une supposition impossible : car tout l'air , au-dessus , & au-dessous de la terre , de la densité du Mercure , ne formeroit , peut-être , pas autour de la surface du globe terrestre , un cercle d'une verge de haut. La compressibilité , la densité , & la rareté de l'air , ont donc des bornes , qu'elles ne sauroient excéder.

XII. L'air , de lui-même , ne perd jamais son élasticité , quoiqu'il ne l'éxerce que lorsqu'il est réduit en masses. Il s'insinue dans les espaces des liqueurs qui n'en sont pas suffisamment foulés , & là il reste divisé en ses plus petites parties , comme dans un état fixe ; mais étendu par la chaleur , ou dégagé du poids qui le pressoit , il forme de plus grandes masses , & exerce son ressort à proportion que la pression diminuë.

XIII. Les fluides , & les solides des animaux contiennent , peut-être , plus d'air à proportion , qu'aucune autre substance. (*a*) La corne de cerf en

_____

(*a*) M. Hales.

donne $\frac{1}{7}$, ou 234 fois son volume. Un
calcul humain peut être presque entiérement évaporé par le feu. Les
fluides des animaux ne contiennent pas
tant d'air que les solides; mais ils en
ont plus que les autres liqueurs. Le
sang en rend $\frac{1}{27}$ de son poids, & 33
fois son volume; au lieu que 54 pouces
d'eau de puits n'en donnent qu'un
pouce. Supposant la gravité spécifique
de l'eau, à celle de l'air, comme 800
à 1, l'eau ne contient que $\frac{1}{43200}$ de
son poids d'air. Celles de *Bristol*, &
d'Holt en rendent fort approchant la
même quantité que l'eau commune :
mais celles de *Pyrmont* en donnent le
double. L'activité des eaux ferrugi-
neuses est dûë aux particules aëriennes
qu'elles renferment; car celles-ci éva-
porées, ces eaux sont insipides, & sans
vertu. Le sang, & les autres sucs animaux s'étendent beaucoup sous un récipient vuide, à raison de la grande
quantité d'air qu'ils contiennent; de-là
les variations de la gravité, & de l'é-
lasticité de ce fluide, ausquelles l'expansion de nos liqueurs est proportionelle, doivent affecter sensiblement
ces derniéres, & influer différemment

dans toutes les opérations animales, dont l'air est un des principaux instrumens.

XIV. L'air de densité double, a le double de force ; car si celui d'une certaine densité soutient le Mercure dans le Baromêtre, à 28 pouces ; l'air doublement dense l'élevera à 56. La chaleur augmente l'élasticité de l'air.

XV. Celle de l'eau boüillante accroit le ressort de l'air renfermé (*a*), de $\frac{1}{3}$,

---

(*a*) L'Auteur dit renfermé, parce que si l'air avoit la liberté de s'étendre, la chaleur ne feroit que le rarefier. M. *Amontons* après avoir trouvé que celle de l'eau boüillante augmentoit la force du ressort de l'air d'un peu plus du tiers, sur la surface de la terre, a découvert qu'un même dégré de chaleur augmente ce ressort d'autant plus, que l'air est plus chargé, ou condensé. Ce principe posé, si l'on fait attention qu'il y a de l'air dans la terre, à différentes profondeurs, & que plus il est profond, plus il est condensé, & plus par conséquent il a de ressort : doit-on être surpris qu'un air si dense, aidé de la nouvelle force que lui donne la chaleur soûterraine, soit capable d'ébranler les poids les plus énormes, bouleverser des grandes parties de la surface de la terre, & causer les tremblemens de terre, & mille autres effets qui étonnent le vulgaire ?

& le dilate, quand il eſt en liberté, de la même quantité; s'il eſt doublement denſe, le même degré de chaleur agit ſur lui avec une force double. Par exemple, ſi l'air ordinaire ſoutient le Mercure à 30 pouces, la chaleur de l'eau boüillante augmentera ſa force de $\frac{1}{3}$, & le lui fera ſoûtenir à 40 : mais ſi la denſité de l'air eſt double, la même chaleur augmentera ſon élaſticité de 20 pouces, & il élevera alors le Mercure à 80; 60 par ſa double denſité, & 20 à raiſon de l'augmentation de ſa force par la chaleur : de maniére que l'air denſe échauffé, tel que celui des profonds ſoûterrains, doit produire des effets étonnans. Par exemple, la force de l'air 100 fois plus denſe déviendroit, par la chaleur de l'eau boüillante, plus de 133 fois celle de l'air ordinaire. Cette chaleur augmente le reſſort de l'air, ou le rarefie de $\frac{1}{3}$; mais des chaleurs plus fortes, comme celle qui met le fer en fuſion, & telle qu'elle peut arriver dans les lieux ſoûterrains, produiroient des effets beaucoup plus grands. La plus grande altération de la denſité de l'air, occaſionnée dans notre climat [l'Angleterre] par la différence du froid & du chaud, n'excéde pas, selon l'expérience de M. *Hauksbees*, $\frac{1}{8}$, ce qui est cependant très-considérable. Il y a d'autres Païs, où cette différence se trouve plus grande. Le froid augmente aussi l'élasticité de l'air en augmentant sa densité, à laquelle la force élastique est proportionelle. Nous traiterons plus amplement dans le Chapitre suivant, de ces qualités de l'air, le chaud, le froid, l'humidité, & la sécheresse [suivant qu'elles sont combinées avec les propriétés de la gravité, & de l'élasticité] & de leurs effets sur le corps humain.

XVI. La grande force que l'air chaud, & élastique exerce dans les cavités du corps humain, s'aperçoit de ce que la plus pétite masse de ce fluide peut, comme on l'a déja dit, résister par son ressort, à tout le poids de l'Atmosphére. Je ne déterminerai point positivément si les bulles d'air peuvent être engendrées dans les vaisseaux. Les fortes probabilités pour l'affirmative, sont que ces bulles peuvent pénétrér dans les tuïaux qui portent un fluide
quelconque,

quelconque, même dans ceux qui ne conduisent que de l'eau; & leurs effets sont très-connus. Il est certain aussi, comme la fréquente expérience me l'a appris, qu'il survient des douleurs dans les extrémités, dont le malade se trouve soulagé par l'immense quantité de vents, qui sortent de l'estomac par la friction de ces parties : l'air n'est point lié aux loix de la circulation ; il s'échape par tout, où il trouve quelque issuë. La force d'une bulle d'air suffit, par ce qu'on a dit, pour produire la tension, & la douleur.

XVII. Il paroît probable aussi que les spasmes, & les convulsions sont produits par l'air échauffé, & élastique, ou les vapeurs renfermées. Les animaux deviennent convulsifs sous un Récipient pompé ; mais dès qu'ils ont vuidé assez d'air par tous les émissaires de leurs corps, pour mettre celui des vaisseaux en équilibre avec celui qui reste dans le Récipient, ils semblent revenir à eux, jusqu'à ce que, par une nouvelle suction, ils retombent dans le même état, comme je l'ai observé auparavant. La descente du Baromètre jette quelques personnes délicates dans

E

des lipothymies , & les mét dans le cas de la prémiére fuction de l'air , hors de la machine du vuide.

XVIII. Les hommes peuvent vivre dans un air de denfités très-différentes ; cette différence peut être de $\frac{1}{10}$ dans le même endroit , telle étant la variation de la hauteur du Mercure : mais ce qui eft plus furprenant , ils peuvent vivre dans des airs , où cette diverfité eft double ; comme dans le fond des mines , où le Mercure eft à 32 pouces , & fur la cime des plus hautes Montagnes , dont fuppofant la hauteur perpendiculaire de 3 milles , le Mercure doit y refter fufpendu , dans le Barometre , un peu au-deffus de 16 pouces.

XIX. Quoique les hommes puiffent fupporter un poids dont la différence , dans la commune variation de la gravité de l'air , dans le même endroit , eft de 3600 livres fur un corps de taille ordinaire , & de 18000 du fond des mines au fommet des plus hautes Montagnes : cependant cette différence de preffion doit produire des grandes altérations dans la tenfion des fibres , & l'expanfion des fluides ; & s'il n'y avoit , comme je l'ai obfervé ci - devant , une

communication libre entre l'air extérieur, & celui des fucs de l'animal ;
ces altérations feroient infuportables,
& les animaux fe trouvéroient, fur la
cime des Montagnes, dans le même
cas que dans la machine du vuide,
après la fuction de la moitié de l'air ;
& le fang boüillonneroit, & fe raré-
fiéroit felon la diminution du poids de
l'Atmofphére : mais tous ces accidens
font prevénus par la prompte expulfion de l'air hors du corps, & fon admiffion au dédans.

XX. Il paroît probable que la diminution de la force compreffive de l'air
externe fur les fibres, doit caufer de la
faibleffe dans le mouvement mufcu-
laire ; de-là la raifon pourquoi la refpiration dévient plus courte en mon-
tant des hautes Montagnes ; à quoi
contribuë, peut-être, l'excès du poids
de l'air du dédans du *Thorax* : mais
alors on peut objeéter que les Montagnards ne font pas moins forts, &
moins actifs que les habitans des endroits bas : à quoi je reponds qu'il y a
deux caufes qui empêchent cet effet ;
la prémiére, eft la froideur de l'air,
plus grande fur les Montagnes, que

dans les situations basses , laquelle contrebalance le moindre poids de l'Atmosphére , & resserre plus fortement les fibres : la diminution des densités de l'air ne répond pas exactement au calcul , à cause de cet excès de froid sur les grandes hauteurs : l'autre raison paroît vénir de ce que ceux, qui vivent dans un air plus rare , étant habitués à exercer une plus grande force musculaire , sont , pour ainsi dire , dans le cas des oiseaux , qui éxécutant leurs mouvémens dans un milieu rare , sont obligés d'employer plus de cette force dont l'usage , quoique naturel , doit fortifier les fibres de ces animaux. Un oiseau domestique ne sauroit si bien voler qu'un sauvage.

XXI. Quoique la pression de l'air sur le poûmon soit beaucoup moindre qu'elle n'a été supputée par quelques-uns , elle est cependant assés considérable ; & l'altération de $\frac{1}{10}$ de la force de ce fluide , doit produire quelque différence dans la division du sang , lors de son passage à travers cet organe principal de la sanguification. Les variations de l'air dans sa gravité , & son élasticité , doivent occasionner des

mouvemens oſcillatoires proportionels, dans les ſolides, & les fluides;
& lorſque ces variations ſont extrêmes,
& fréquentes, les agitations qui en
réſultent au corps humain, doivent y
cauſer des altérations conſidérables ;
dont il eſt aiſé de rendre raiſon ſans ré-
courir à des qualités occultes de l'air.
Il y a, ſi je m'en ſouviens bien, une
eſpéce de torture, employée par *l'In-
quiſition*, qui, en emmaillotant, ou
liant fortement le corps, & le déliant,
immédiatement, cauſe une douleur des
plus vives, avec des ſymptomes fébriles.
L'air n'incommode pas beaucoup les
fibres par ſon doux contact ; mais le
reſſerrément, & le rélâchément conſidérables qu'il y produit alternativément, peuvent opérer des changémens
rélatifs à la torture mentionnée ; changémens qui peuvent être occaſionés
non - ſeulement par les variations de la
gravité, & de l'élaſticité, mais auſſi
par le chaud, le froid, l'humidité, &
la ſéchéreſſe ; qualités dont je dirai
quelque choſe dans le Chapitre ſuivant.

CHAPITRE III.
Des Qualités de l'Air.

I. J'Appelle la fluidité, la gravité, l'élasticité, &c. propriétés de l'air, comme résidantes constamment dans toute sa masse, & chacune de ses parties ; donnant le nom de Qualités à la chaleur, la froideur, la séchéresse, & l'humidité ; parce que, prises dans le sens vulgaire, elles sont variables, & point constamment inhérentes au tout, ni aux parties.

II. L'air doit nécessairement produire par les variations de ces qualités, divers changémens dans le corps humain. Concévons un fluide, toujours chaud, comme le sang humain, renfermé dans un système de tuyaux minces & fléxibles, où l'air extérieur a accès par une infinité de passages. Concévons de plus ces tuyaux, avec les fluides contenus, jettant continuellement des vapeurs chaudes par un nombre infini d'ouvertures ; changeant de situation tantôt au-dédans, tantôt

au-dehors , & expofés à l'air froid ,
chaud , fec , humide , & à tous les
changémens , qui arrivent à cet élément ; les altérations qui doivent fur-
venir , dans ces circonftances , à ce
fyfteme , ou machine , ne font pas la
vingtiéme partie de celles qui arrivent
au corps humain ; lequel , outre l'influence de l'air circonvoifin , fe trouve
affecté de fenfations douloureufes , ou
agréables , dont la privation , ou la
jöüiffance ne font pas toùjours en fon
pouvoir.

III. Le froid , & le chaud font des
qualités rélatives à nos fens ; & le froid
n'eft , peut-être , que la privation ,
ou un degré moindre de chaleur , ou
de mouvément. L'efprit de vin , étant
fufceptible , dans le Thermométre ,
des moindres changémens du froid &
du chaud , eft très-propre pour indiquer leurs altérations , quoique les
dégrés marqués fur le Tube , n'en foient
pas l'éxacte méfure : mais fans entrer
dans les imperfections de cet inftrument , j'avertirai feulement le Lecteur ,
que dans mes obfervations des dégrés
de la chaleur de l'air , je renvoyë à
celles , qui ont été faites avec le Ther-

momètre de *Farenheit* , & celui de M.
Hales , accommodés aux obfervations
fur cette matiére. Par le prémier , l'eau
commence à fe géler , dans l'air , à 32
dégrés , ce qu'on connoît par la gelée
blanche ; ce froid augmentant fera baiffer l'efprit de vin à 5 dégrés : on l'a vû
defcendre jufqu'à 0 par un froid , où à
peine aucun animal pourroit vivre ; il
peut baiffer par le froid artificiel ordinaire de 4 dégrés au deffous de 0 , &
de 40 par une expérience extraordinaire. L'air eft tempéré à 46 dégrés ,
& l'efprit de vin eft rarément porté à
90 par la chaleur naturelle ; fi par la
chaleur artificielle, on l'éléve de 122 dégrés de plus , c'eft-à-dire , à 212 ,
c'eft la chaleur de l'eau boüillante ; de
maniére que 252 eft , par ce Thermométre , la diftance entre le plus grand
froid artificiel , & la chaleur de l'eau
boüillante ; & 207 , celle d'entre cette
derniére , & le plus grand froid naturel , commun dans ce climat, (l'Angleterre). La chaleur naturelle d'un
Adulte eft de 92 dégrés , & celle des
Enfans de 94 ; aucun animal ne fauroit vivre long-tems dans un air de 90
dégrés de chaleur , ou approchante
celle du corps humain.

IV. Le Thermométre de M. *Hales* est principalement inventé pour les expériences de la végétation. Il commence son *0* au prémier dégré de froid, ou point de la congélation ; & son dernier dégré de chaud est celui, où la cire fonduë, nageante sur l'eau chaude, commence à se coaguler. Il divise l'espace d'entre ces deux extrémes, en 100 dégrés, supposant que la chaleur, qui rétient justement la cire fluide, est trop forte pour la végétation. Lorsque l'air est dans l'état de congélation, la chaleur humaine peut raréfier l'esprit de vin, de $\frac{1}{20}$.

V. Par le Thermométre de M. *Hales*, la chaleur du sang animal, est à celle de l'eau boüillante, comme $14 \frac{3}{11}$, à 23 ; & celle de la peau comprend 54 dégrés des 100, où la cire commence à se coaguler ; chaleur qui est un peu plus que celle de l'eau, où l'on peut souffrir la main. Il n'y a point de végétal, qui puisse supporter cette chaleur ; du moins dans ce climat, car il me souvient que M. *Boyle* rapporte que, dans quelque Pays, les végétaux survivent à la chaleur qui fond la cire, quoiqu'insuportable au corps humain. La chaleur du lait, fortant de la vache, eft, par le même Thermométre de 55 dégrés; celle de l'urine de 58; celle d'un jour extrémement chaud, de 88; la chaleur ordinaire du foleil, à midi, de 50 au mois de Juillet; celle de l'air, à l'ombre, de 38; celle de Mai, & de Juin de 17, à 30; chaleur la plus convénable à la végétation, & peut-être, la plus propre au corps humain. Ce qu'il y a de plus furprénant, eft la chaleur de 88 dégrés, qui excédant celle de 54, naturelle aux animaux, les hommes n'auroient pû la fupporter long-tems. M. *Hales* m'a dit qu'il fit extrémement chaud, pendant quelque tems, & que fon Thermométre étoit expofé au foleil.

VI. La rarété de l'air le rend plus fufceptible des changémens du chaud, & du froid, qu'aucun autre fluide. La plus petite augmentation de chaleur le raréfie, & fa moindre diminution le condenfe immédiatement dans toutes fes parties: la chaleur de l'eau boüillante le dilate, comme on l'a déja dit, de $\frac{1}{3}$. Les dégrés de l'expanfion de ce fluide ne peuvent point fe déterminer; car le plus fort dégré de chaleur ne fau-

roit le chaſſer entiérement des corps :
ſa condenſation, & ſa dilatation conti-
nuelles, occaſionnées par les différens
dégrés de chaleur, le conſervent dans
un mouvement conſtant. La diverſité
du chaud, cauſant une expanſion proportionelle dans les liqueurs, produit
une altération ſenſible dans leur poids
ſpécifique ; celle de l'eſprit de vin recti-
fié fait, aux environs du *Pole*, une différence de $\frac{1}{9}$, dans ſon volume, & par
conſéquent dans ſon prix, acheté par
méſure (*a*) : Le Mercure peut être
condenſé par le froid juſqu'à dévenir
auſſi péſant que l'or : l'air contenû dans
les fluides des animaux ſe raréfië par la
chaleur ; car les boules concaves de
verre montent, & deſcendent, dans
toutes les liqueurs, ſuivant les altérations du chaud (*b*), de même que par
celles de la gravité de l'air.

VII. Un certain dégré de chaleur,
pas aſſés fort pour deſſécher, ou détruire les ſolides, allonge, & relâche

---

(*a*) Boerhaave.
(*b*) Voy. les Expériences de Phiſique de M.
Poliniere, p. 176. & 177. Tom. I.

respiration : mais lorsque l'air extérieur est de plusieurs dégrés plus chaud que la substance du poûmon, il faut nécessairement qu'il détruise, & corrompe les solides, & les fluides, comme l'expérience le vérifie ; car dans une Rafinérie de sucre, où la chaleur de l'air étoit de 146 dégrés, ou 54 au de-là de celle du corps humain, un moineau mourut dans deux minutes, & un chien dans vingt-huit : mais ce qu'il y eut de plus remarquable, le chien jetta une salive rouge, puante, & corrompuë. Nous dévons cette expérience *lumineuse* au savant *Boerhaave* ; d'où l'on peut tirer plusieurs conséquences importantes : car pourquoi cette salive corrompuë ne pourroit - elle pas être contagieuse ? & par conséquent les maladies pestilentielles être occasionées par des chaleurs excessives ? Personne ne peut vivre long - tems dans un air plus chaud que son propre corps.

IX. Il y a quelques expériences, qui semblent indiquer que l'air échauffé à un certain dégré, au-delà de la chaleur de l'eau boüillante, réfroidi ensuite, n'est plus propre à être respiré, quoique rétenant toutes les communes propriétés de la gravité , & de l'élasticité : mais je suis porté à croire, avec l'ingénieux M. *Hales* , que dans ces expériences , l'air étoit infecté des vapeurs empoisonnées des corps , où on l'avoit fait passer pour l'échauffer ; car celui , qui avoit traversé un tuïau échauffé de verre (*a*) , ne tuoit point les animaux , comme celui qui avoit passé par le charbon de bois : mais quoiqu'il en soit , il est certain que l'air , échauffé par les vapeurs sulphureuses des chandelles , ou des animaux , perd quelque chose de son ressort , & n'est plus propre pour les fonctions animales ; tel est celui , où les gens de condition passent une bonne partie de leur tems : mais nous parlerons encore de ceci dans la suite.

X. Un autre grand effet de la chaleur de l'air sur le corps humain , est que la quantité de la transpiration sensible & insensible, est réglée par ses

---

(*a*) Voyez dans les Transact. Philosoph. d'Angleterre , an. 1710 , les Expériences de M. *Hauksbée* sur les effets de l'air , qui traverse les métaux rougis , &c.

dégrés. Il paroît par les Journaux qu'on a ténus, que la transpiration égalle à peine, en Angleterre, toutes les autres évacuations, & que celle de l'Été est près du double de celle de l'Hiver; au lieu que dans l'air de *Padouë*, elle est toute l'année, aux autres évacuations, comme 5 à 3, & peut-être dans les Païs plus chauds, la proportion est encore plus grande. Ceci doit occasionner beaucoup de variété dans les constitutions, & les maladies, selon les différens climats. La dissipation de la partie séreuse par la sueur, ou l'insensible transpiration, beaucoup plus grande dans les Païs chauds, doit y rendre le sang plus crasse, & plus *aduste*. Un Médecin, qui a pratiqué dans ces Contrées, m'a assuré que la chose étoit si vraïe, que le sang paroît ordinairément noir, & épais au sortir de la veine. J'ai été souvent surpris que la grande quantité d'épicéries, dont les habitans des Païs chauds font usage, ne les incommode point : mais de l'autre côté, je considére que la Nature, toûjours sage, ne les auroit point données à ces Païs, si elles ne leur avoient été utiles, & nécessaires;

peut-

peut-être pour atténuer le fang, privé
de fa fluidité par la grande tranfpiration; & fuppléer à fes parties volatiles & huileufes, enlevées par cette
évacuation.

XI. Je voudrois auffi faire obferver
que la véritable quantité du fluide,
diffipé par la tranfpiration, ne fauroit
fe connoître par le *flatique*; car comme
il eft clair que l'air extérieur entre par
les pores du corps, & eft quelquefois
imbibé, ou abforbé par l'animal, la
quantité de la tranfpiration n'eft que
la différence de l'excès de celle qui
furpaffe la quantité de l'air abforbé.
Nous parlerons encore de ceci dans
la fuite de ce Chapitre.

XII. Les vents ne rafraîchiffent point
l'air par leur mouvément; mais en apportant avec eux celui des Régions
plus froides. Le Thermométre ne va-
rië point par les vents, ni par le
fouffle le plus fort, s'il n'eft tranfmis
à travers la glace, ou quelque corps
plus froid que l'air, & alors le Mercure baiffe. Le mouvément rapide des
grandes tempêtes, agite, & échauffe
l'air plûtôt qu'il ne le réfroidit : mais
les vents rafraîchiffent le corps des ani-

F

maux en chaffant les vapeurs chaudes, qui les environnent. Suppofés que la chaleur du corps d'un animal foit de 56 dégrés, & celle de l'air de 48, ce corps fe trouvéra, par la diffipation des exhalaifons chaudes environnantes, entouré d'une Atmofphére de 48, & environ la moitié de fa chaleur naturélle fera détruite dans une féconde : de-là le répos dans un air froid, après l'exercice, peut occafionner de grandes maladies, particuliérement celles qui attaquent le poûmon, comme les inflammations, l'afthme, les cathárres : fi nôtre Atmofphére changeoit, chaque féconde, de la maniére qu'on vient de le dire, ce changément produiroit le même effet qu'un nouvel habit, mis auffi fouvent.

XIII. De l'autre côté, comme nos corps peuvent être rafraîchis par l'air plus froid que leur propre température; plûtôt, peut-être, que par aucun autre moyen; la fcience de rempérer, avec fûreté, la chaleur fébrile par l'air extérieur, eft d'une grande importance, comme l'expérience le fait voir, dans les maladies inflammatoires, telle que la pétite-vérole. Aucune liqueur, prife

intérieurement ne sauroit rafraîchir
nôtre sang aussi-tot que l'air frais. Il
rédonne aussi, dans peu de tems, à
l'eau bouillante, sa propre température. Deux liqueurs d'égalle densité,
& de chaleurs inégalles, mêlées à
parties égalles, réduisent immédiatement la chaleur du tout à la moitié :
par exemple, de l'eau bouillante,
chaude comme 212, versée sur une
pareille quantité, froide comme 32,
rend la chaleur du tout comme
$\frac{212 + 32}{2} = 114$. Une liqueur de densité
moindre, tel que l'air, est plus long-
tems à produire cet effet. Ce fluide
rafraîchit le sang par son contact, ou
son entrée dans les pores de la peau,
ou dans le poûmon. Une infinité d'accidens procédent de ce qu'on tient l'air
de la chambre d'un fiévreux trop chaud ;
car on l'expose par-là aux mauvais effets des vapeurs animales, qui détruisent l'élasticité de ce fluide ; & on
le prive de l'avantage de la réfrigération par l'air frais ; dont on sait,
par expérience, que les malades ré-
cherchent avidément la joüissance, dans
les fiévres, même en sortant du lit.
Le rénouvellement & le rafraîchis-

sement de l'air de la chambre d'un malade, en donnant à ce fluide une libre
entrée, en ouvrant les portes, les ri-
daux du lit, &, dans quelques cas,
les fénêtres, ou le faisant entrer par
des tuyaux, rénouvellant (*a*) ainsi
l'Atmosphére du patient sans altérer la
quantité convénable de la transpiration; en un mot le juste ménagément
de l'air en général, fait, selon moi,
une des principales branches du régime, dans les maladies inflammatoires. Les soins trop scrupuleux des
Gardes ignorantes à cet égard, augmentent, allongent, & rendent souvent la maladie fatalle : cette erreur
est encore plus dangéreuse dans les
corps robustes, & d'un tissû serré,
que dans ceux dont il est lâche; les
corps rétenant la chaleur à proportion
de leur densité.

(*a*) M. Desaguliers a donné dans les Transact.
Philosoph. an. 1735. N°. 437. la description
d'une machine pour changer, en peu de tems,
l'air de la chambre d'un malade, en faisant sortir de ce lieu le mauvais air, ou en y introduisant
de l'air nouveau, ou bien en faisant l'un & l'autre
successivément, sans ouvrir pour cela les portes,
ou les fénêtres.

XIV. On peut déduire les effets de l'air froid de ce qu'on a dit de ceux de l'air chaud ; car le froid n'étant que la privation de la chaleur, produit une diminution proportionelle dans les effets de cette derniére. L'air froid est la cause immédiate de la congélation ; elle commence par celle des parties aqueuses, qui font dans l'Atmosphére, & ne s'étend pas toujours jusqu'à l'eau de la surface de la terre, comme il arrive dans la grêle d'Été, & les ondées, mélées de glaçons, telle que celle, qui tomba dans *Somersetshire*, & *Oxfordshire* (a), en 1672, si pernicieuse aux végétaux (b), quoique la surface de la terre ne fût point gêlée. La congélation commence, au Thermomètre de *Farenheit*, à 32 dégrés ; laquelle augmentant abbaisse l'esprit de vin jusqu'à O, dégré à peine supportable à aucun animal : la congélation artificielle (c) le fera descendre

---

(a) Deux Provinces, ou Comtés d'Angletterre.

(b) Abregé des Transact. Philosoph.

(c) La congélation artificielle pour faire descendre le Thermomètre, consiste à mettre la boule

au-deſſous de ce point. Quoique les
végétaux ſupportent de plus grands
froids que les animaux, cependant
celui de certains Hivers, comme en
l'année 1684, & dans quelques Pays
en 1709, y produit une grande deſ-
truction; parceque, dans ce cas, les
hommes peuvent ſe procurer des dé-
fenſes contre les injures de l'air.

XV. Le froid condenſe l'air propor-
tionellement à ſes dégrés. Il contracte
les fibres animales, & les fluides auſſi
loin qu'il les pénétre: les dimenſions
des animaux, réellément moindres
dans le froid, démontrent ce fait.
Le froid reſſerre les fibres non-ſeule-
ment par ſa qualité condenſante, mais
encore en congélant l'humidité de l'air.
L'extrême froid agit ſur le corps, en
manière d'aiguillon, produiſant d'a-
bord un picotément, & enſuite une
chaleur brûlante, ou un léger dégré
d'inflammation dans les parties, qui
y ſont expoſées. Il produit par ſon irritation, par le reſſerrément des fibres,

---

de cet inſtrument dans un mélange de glace
broyée, & de ſalpétre bien rafiné; dans un mélange de la même glace, & de ſel marin, &c.

& la condenſation des fluides, la force,
& l'activité, très-ſenſibles à certaines
perſonnes, dans un tems clair de gêlée.

Si les effets de l'air froid ſont ſi conſidérables ſur la ſurface du corps humain, combien plus le ſont-ils ſur le
poûmon, où le ſang eſt beaucoup
plus chaud, & les membranes très-
minces de ce viſcere, en contact immédiat avec l'air extérieur; contact, qui
ſéroit inſuportable, n'étoit que l'air
chaud n'eſt pas entierément chaſſé dans
l'expiration : effectivément les effets
de l'air froid ſont très-connus dans la
production des inflammations du poûmon, particuliérément dans quelqu'unes de nos plantations des Indes
occidentales, lorſque les vents du *Nord-
Oüeſt* y ſoufflent. Le froid condenſe
tous les fluides, excepté l'eau, qu'il
raréfie juſqu'à $\frac{1}{9}$ de ſon volûme; car
la glace ſurnage à l'eau de cette quantité : comme la gêlée ſépare l'air de
l'eau en le ramaſſant en bulles, on peut
ſoupçonner que la moindre gravité
ſpécifique de la glace n'eſt point dûë
aux maſſes inviſibles d'air, qu'elle renferme, mais aux vuides que ce fluide

forme dans l'eau, lorsqu'il en est chassé par la congélation ; d'où occupant plus d'espace réduite en glace, elle doit être spécifiquement plus légére. Ceci pourra, peut-être résoudre les difficultés de M. *Boyle* sur cette matiére. La gélée contractant toutes les liqueurs, soit oléagineuses, ou spiritueuses, excepté l'eau, les rend spécifiquément plus pésantes ; elle condense l'air de $\frac{1}{10}$.

XVI. Le froid résserrant les fibres de la peau, & réfroidissant trop le sang dans les vaisseaux, qui y sont exposés, rétient quelqu'unes des parties grossiéres de la transpiration, & quantité de sels, qui s'évaporéroient : l'air froid produit aussi le scorbut avec les plus terribles symptomes, par l'irritation, & l'inflammation qu'il cause dans les parties. Le scorbut est la maladie des Païs froids : on en peut voir les fatales extrémités dans les Journaux de ceux, qui ont passé l'Hiver, dans la *Groenlande* (a) & autres Régions

(a) Il est dit dans les voyages de Frederic Martens, & du Capitaine Wood tome 1. pag. 31 que froides.

froides. Le froid, qui y géle les liqueurs
fpiritueufes, a eu prefque le même
effet fur le fang de ces perfonnes,
ayant produit chés elles, la mortification des membres, & des gencives,
avec la néceffité d'emporter ce qui étoit
corrompu ; une impuiffance totalle
dans la mafication, l'immobilité, des
douleurs infuportables dans différentes
parties du corps, des taches livides,
& des puftules fur la peau ; & par le
rállentiffement du mouvément du fang,
& la fuppreffion de la tranfpiration,
des vertiges, l'affoupiffement, des
douleurs dans les boyaux, le cours

---

des Anglois ayant paffé l'hiver en Groënlande,
dans la nouvelle Zemble, eurent le corps ulcéré,
& rempli de veffies, que leurs montres s'arrêterent,
que les liqueurs les plus fortes fe gélérent, & que
tout fe glaçoit, même au coin du feu.

Le Capitaine *Munk* rapporte auffi que navi-
geant dans le détroit de Sond fur la Côte de
Groënlande, environ le 62 degré 20 minutes, &
que l'hiver, qui fut très-rude, l'y ayant rétenu,
il trouva des glaces épaiffes de 300, & 360 piés :
que la biére, le vin d'Efpagne le plus pur, &
l'eau-de-vie la plus forte fe gélérent jufqu'au fond
des yaiffeaux, & qu'il falloit les couper à coups
de hache pour les faire fondre, afin de les pouvoir boire.

G

de ventre, & le flux de sang ; mais,
ce qui est très-surprénant, rarément
la diminution de l'appétit. Ces accidens n'étoient point entiérement l'effet
des provisions salées ; d'ailleurs ils
en avoient souvent de fraîches, tirées
& des végéraux, & des animaux. Si
l'on peut vivre dans de tels Païs, ce ne
fera que fous terre, au - de - là de la
portée de la gélée, qui s'étend rarément à plus de 10 piés de profondeur.
L'air est égal & tempéré dans les
caves de l'Obfervatoire de Paris, profondes de 130 piés (*a*). Il y a une
certaine distance, à laquelle, la chaleur naturelle de la terre n'est point
détruite par l'air extérieur. La gélée,
à un dégré qui ne congéle point les
humeurs, peut augmenter la transpiration. Les liqueurs perdent plus de
leurs particules volatiles en tems de
gélée, qu'en tems chaud, parce que

(*a*) Le degré constant de l'état de l'air, obfervé
depuis long-tems dans ces caves, est marqué au
Thermomêtre de M. de Réaumur par le point 10
$\frac{1}{4}$, où il demeura, même durant tout l'hiver mé-
morable de 1709, & pendant le plus grand chaud
de l'année 1706.

les parties aqueufes, condenfées alors,
chaffent les volatiles. Les odeurs ne
diminuent point par le froid (*a*) ; mais
comme je l'ai déja dit, quelqu'uns des
fels groffiers font réténûs avec la matiére de la tranfpiration.

XVII. L'extrême froid, & l'extrême
chaleur détruifent, ou réduifent à un
état gangréneux, les fubftances animales, avec cette différence que le
froid, qui produit la mortification
dans les corps vivans, préferve les
morts de la putréfaction ; car pour produire celle-ci, il faut la concurrence
de la chaleur, & du mouvément des
fucs animaux, avec l'action du froid :
les véficatoires ne fauroient élever de
veffies fur un cadavre.

XVIII. Les altérations du froid,
& du chaud, & les mouvémens conf-
tans de contraction, & de dilatation
qui en réfultent, font néceffaires à
l'œconomie des animaux, & des végétaux ; mais ils ne fauroient, les uns
ni les autres, en fupporter les extrémités. Le même dégré de chaleur s'eft

(*a*) Memoir. de l'Academ. des Sciences, 1709.

G ij

conservé, selon toute apparence, autour de la terre, depuis la Création.
Les causes qui la produisent sont les mêmes. Les animaux, & les végéraux ont été produits, & continué de croître de la même façon; signe que la chaleur a opéré d'une maniére uniforme, & que sa quantité a toujours été la même sur la surface de la terre. Elle peut augmenter dans des endroits particuliers; mais dès que la pâture, qui l'a produite, est consûmée, il ne s'en communique plus au reste de la matiére. Il ne paroît point y avoir aucune cause naturelle de l'augmentation de la chaleur sur le globe de là terre, à moins que cela ne fût l'approché d'une Comméte : les taches, qui paroissent, & disparoissent sur la surface du soleil, ne sauroient causer une grande altération.

XIX. Quant aux dégrés de chaleur, celle de 90, au Thermométre de *Farhenheit*, rend le blanc d'œuf, liquide, sanieux, & putride; celle de 200 le durcit. La chaleur végétale, ou celle qui est propre à la vie, & à l'accroissement des plantes, est dépuis r jufqu'à 80 ; celle des animaux terreſtres, depuis 46 à 94 ; celle des poiſſons, qui ont des oüies, de 34 à 60, & de ceux, qui ont des poûmons, depuis 34 jufqu'à 94. L'eau commence à dévenir chaude à 94 dégrés, & boût à 212. 600 eſt une chaleur de fuſion. La chaleur des miroirs ardents, où des lentilles eſt fupérieure à toute autre, vitrifiant les fubſtances les plus dures.

XX. L'humidité de l'air produit le relâchément dans les fibres animales, & végétales : j'ai découvert, par pluſieurs expériences, que ces fibres font allongées par l'eau, ou l'air humide : une corde de violon, moüillée, baiſſe d'une note, dans peu de tems ; elle eſt par conféquent relâchée, ou allongée de $\frac{1}{16}$; la vapeur de l'eau chaude la fait baiſſer d'une note, dans 5, ou 6 minutes. Il eſt évident par l'expérience journaliére du papier, du vélin, du cuir, du tambour, que l'humidité relâche. Les fibres végétales, & animales, humectées, & enfuite féchées fe contractent plus qu'elles ne l'étoient auparavant. L'eau, qui s'inſinuë par les pores des corps, en augmente les di-

G iij

menſions, & racourcit, peut-être, les cordes par ce méchaniſme. Le bain froid occaſione une contraction momentanée dans les fibres, par ſa froideur ; mais l'eau, d'elle-même, relâcheroit, comme elle le fait conſtamment, lorſque ſon dégré de chaleur eſt égal à celle de nos corps ; l'eau froide même relâche enfin, ſi l'on y fait un long ſéjour. Un nageur eſt plus abbatu par le relâchement, cauſé par l'eau, que par l'exercice qu'il fait en nageant. L'eau, & l'air produiſent la volatilité, & la putréfaction dans les corps, ce qu'ils font encore plus fortement, aidés par la chaleur. L'humidité aide l'air à s'inſinuer dans les pores des corps. Une veſſie crévéra plûtôt que de donner entrée à l'air, quand elle eſt ſéche ; mais humectée, elle le laiſſera aiſément paſſer. L'humidité affoiblit l'élaſticité de l'air ; de-là le relâchement des fibres en tems de pluie. L'air ſec diminuë ces effets, ou produit leurs contraires. Il imbibe les huiles volatiles des animaux, par où il influë ſur la tranſpiration. La congélation ſépare l'air de l'eau ; car à proportion que celle-ci ſe géle, l'air paroît en bulles, lesquelles restent quelquefois enfermées dans la glace.

XXI. Du relâchement des fibres procédent une infinité de symptomes, qu'on éprouve dans les tems humides ; tels sont particuliérement les douleurs, qui se font sentir dans les endroits, où la circulation des sucs est imparfaite ; comme dans les cicatrices des playes, & les parties luxées, ou contuses. Je souhaiterois pouvoir bien entendre la cause de la douleur d'un cors, avant la pluïe ; cette connoissance me fourniroit l'explication des causes de toutes les douleurs, qui attaquent quelques personnes en tems d'humidité.

XXII. L'air humide est proprément celui, qui est surchargé de vapeurs, près de la surface de la terre, où lorsqu'elles tendent plûtôt en bas, qu'en haut ; car quand elles se trouvent bien mêlées avec l'air, & considérablement élevées dans l'Atmosphère, elle peut contenir plus d'eau ; quoique, dans ce cas, l'air soit appellé sec, eu égard à nos corps ; de-là on peut régarder cet élément, tantôt comme imbibant, tantôt comme précipitant son eau.

G iiij

XXIII. Les effets de l'air sec sont contraires à ceux de l'air humide ; ceux-là n'étant que la diminution, ou la privation de ceux-ci. L'air sec imbibe les huiles volatiles animales, & les esprits ; & influë par conséquent sur la transpiration. La grande séchéresse peut changer jusqu'à la texture, & la situation des pores de la peau. Des deux extremes de séchéresse, & d'humidité dans les saisons, le prémier a parû le plus pernicieux au corps humain. Toutes les propriétés, & les qualités de l'air, la gravité, l'élasticité, le chaud, le froid, la séchéresse, l'humidité, agissent, dans leurs différentes combinaisons, sur le corps, & lorsque leurs actions conspirent au même but, l'effet produit est la somme ; & quand c'est le contraire, l'effet est la différence de leurs actions.

XXIV. L'air doit produire par les propriétés, & les qualités rapportées, des changémens très-sensibles dans le corps humain : ce fluide n'opére pas seulément par son contact extérieur ; nous l'imbibons constamment encore par tous nos pores, comme il est évident par ce qui a été dit ci-devant ;

cat fi l'air n'avoit pas une entrée con-
tinuéle dans nos corps, comment eft-
ce que l'équilibre pourroit être fi
promptement rétabli entre l'air extérieur & l'intérieur ? C'eft de cet équilibre que dépend la vie de l'animal :
fon rétabliffement demande à la vérité quelque tems, en defcendant dans
la cloche des plongeurs, où l'on éprouve une fenfation incommode, occafionée par une forte preffion fur la
membrane de l'oreille, où l'air ne
trouve pas un accès fi prompt ; mais
fi la defcente, ou la communication
entre l'air extérieur, & l'intérieur fe
fait par dégrés, il n'y a aucun danger, ni fenfation défagréable. La peau
féche des animaux, ou le cuir exclut
l'entrée de l'air ; mais celle des animaux vivans, humide, & huileufe,
lui donne paffage. Par-tout où il y a
des tuyaux excrétoires, il y a des
vaiffeaux abforbans. Plufieurs corps
plus denfes que l'air, comme le mercure, les cantharides, l'ail, entrent
par les pores de la peau. Pendant que
nous tranfpirons, nous abforbons l'air
extérieur, & la quantité de la matiére
tranfpirée n'eft, fuivant la *ftatique*, que

la différence entre elle, & l'air imbibé; de forte qu'il est possible, après
un grand travail, & la longue absti-
nence qui produisent l'inanition &
une diminution considérable dans la
transpiration, que la quantité de l'air
absorbé excéde la matiére transpi-
rée. Ceci est vrai, si les Journaux de
la transpiration sont fidéles : il y a un
exemple dans celui du Docteur *Keil*,
d'une personne, dévénuë plus péfante
de 18 onces par l'absortion de l'air.
Les gens de *Newmarket* (a) qui mettent en usage les méthodes de l'a-
maigriffement, affirment que ceci est
véritable; quoique j'avouë que je fe-
rois bien-aise de le voir confirmé par
quelque expérience fidelle. *Hippocrate*,
& *Galien* ont posé en fait la doctrine

(a) Bourg d'Angleterre fameux pour les courses
des chevaux. Lorsque quelqu'uns de ceux qui doivent courir, sont plus péfants que leurs concur-
rents; on les réduit au même poids par l'absti-
nence, ou en les faisant fortement suer : d'où
notre Auteur veut dire que les habitans de *Newmarket* prétendent avoir remarqué, dans ces
méthodes de s'amaigrir, que la quantité de l'air
absorbé pouvoit excéder celle de la matiére transf-
pirée.

de la fuction de l'air, & ont raifonné
en conféquence. Cette qualité d'en-
gendrer, & d'abforber l'air, en différens tems, a été démontrée par l'ingénieux M. *Hales*, dans plufieurs corps,
particuliérement dans les végétaux ;
& cela par des expériences claires,
qui prouvent que l'air entre librément
par l'écorce, la tige, les feuilles, &
toute la furface externe des arbres,
defquels font tantôt dans l'état de tranfpiration, tantôt dans celui de fuction,
comme dans la nuit. Une autre chofe
très-rémarquable eft que l'air paffe plus
librément à tràvers la vieille écorce. Les
pores des vieillards ne pourroient-ils pas
de-là dévénir plus larges par la féchéreffe, le froncément, & l'endurciffe-
ment ? Leur peau eft à la vérité plus coriace ; mais l'air pénétre le cuir, & les
membranes féches après leur humecta-
tion. Il paroît par une expérience de
l'ingénieux Profeffeur *Muffchenbroek*,
que l'air tranfmis à tràvers les cendres
gravellées, dans un récipient vuide,
perd de fon poids à méfure qu'il les
traverfe, & cela plus, ou moins,
fuivant fon dégré d'humidité. Les fels
volatils, tels que ceux des animaux,

n'engendrent point , mais absorbent
l'air ; & il est très - probable que le
corps humain imbibe l'humidité de
l'air , comme font les sels fixes secs
alkalins ; ceci fournira l'explication
d'une infinité de symptomes , occasionés par le froid , & l'humidité. La
suction de l'air extérieur avec toutes
ses qualités , & ses ingrédiens , doit
produire des effets considérables , &
plusieurs changémens soudains dans le
corps humain : rien n'explique plus
clairément les maladies épidémiques ,
qui attaquent les habitans des mêmes
contrées , lesquels n'ont rien de commun que l'air ; telle est cette fiévre ca-
tharralle épidémique de 1728 , &
1733. Elle ne pouvoit pas provenir
simplément de la transpiration suppri-
mée par le froid , celui-ci ayant été
plus grand autrefois , sans avoir causé
cet effet ; d'ailleurs on sait par expérience , que la simple suppression de
la transpiration ne produit pas toûjours un catharre , & que l'entrétien
de cette évacuation ne le prévient pas
toûjours non plus. Cette maladie paroît
plûtôt être occasionée par les exhalaisons , qui infectent l'air, extraordinaires
dans la quantité , ou la qualité.

CHAPITRE IV.

De la Nature de l'Air dans les situations, les Régions, & les Saisons différentes.

APrès avoir dit quelque chose des ingrédiens, des propriétés, & des qualités de l'air en général, & de leurs effets ; il convient d'examiner les qualités localles, & passagéres de ce fluide, qu'on peut déduire non-seulément par conjecture, mais encore par raison démonstrative, de ce qui a été dit ci-devant. Quant aux ingrédiens de l'air, il est évident qu'il faut qu'ils différent suivant la nature de la surface de la terre, ou de l'eau, d'où ils s'éxalent ; & cette différence seroit permanente dans tous les lieux du globe terrestre, si toutes les parties de la masse aërienne ne se communi-quoient comme celles d'un fluide, & n'étoient agitées, & mélées ensemble par le mouvément des vents, & les autres moyens, établis par le Sage

Auteur de la Nature : cependant ce mélange n'est point si parfait, qu'il ne laisse quelque diversité dans la nature de l'air, sensible aux habitans du même territoire, où les exhalaisons sont constantes, & constamment mêlées avec l'air. La rosée est la vapeur de la terre, précipitée de nouveau sur sa surface ; par conséquent la nature, & les ingrédiens de celle de chaque endroit paroissent être la meilleure marque des exhalaisons du terroir. La rosée donne, par l'examen Chymique, différens ingrédiens, selon que les endroits qui la fournissent, sont aquatiques, gras, salins, ou abondans en minéraux : elle diffère aussi suivant le dégré de chaleur qui l'a élevée, soit que celle-ci vienne du soleil, ou de l'intérieur de la terre. Les qualités locales de l'air sont plus permanentes dans les calmes, que dans les vents : les broüillards, qui sont la suite des calmes, rendent ceci évident ; par conséquent l'air retient long-tems ses qualités locales, dans les mines, les grotes, les fossés, & plus long-tems dans les vallées, que sur la cime des Montagnes.

II. Les exhalaisons des grandes surfaces d'eau, comme la Mer, ne sont guére autre chose que de l'eau, le soleil n'agissant ni sur le fond de la Mer, ni ne faisant point exhaler de sel. Les vents peuvent cependant élever des sels, dans les grandes tempêtes, avec le *spray* (a). Les barreaux des fénêtres, & le fer, exposés à l'air de la Mer, sont sujets à se roüiller ; ce sel n'est point ennemi de l'homme : mais la masse générale des exhalaisons ne pouvant être regardée que comme de pure eau ; si les vents continuels n'emportoient les vapeurs, qui investissent la Mer, je crois que l'air marin seroit insuportable au corps humain.

(a) L'Auteur entend par ce mot Anglois, pour lequel je n'ai point trouvé d'expression Françoise propre, une espéce de saleure, ou rosée saline, qu'il ne prétend s'élever de l'eau de la mer que par la violence des vents, dans les fortes tempêtes, le soleil n'agissant, dit-il, que sur les parties les plus déliées de la surface ; d'où n'atteignant l'intérieur, ni le fond de la mer, il n'enleve presque rien que des pures vapeurs aqueuses ; qui pour cette raison, rendroient, selon notre Auteur, l'air de la mer insuportable, si elles n'étoient emportées par les vents.

III. Les ingrédiens de l'air doivent
confidérablement différer dans la gelée , & le tems clair ; elle arrête la
tranfpiration de la terre , & par conféquent prive l'Atmofphére des matiéres de cette tranfpiration ; de-là on
a trouvé par expérience , que lorfqu'il y a des exhalaifons nuifibles dans
l'air , ce qui eft , peut - être , le cas
des faifons peftilentielles , elles font
fufpenduës par la gelée. Celle-ci congéle , & fépare l'eau de l'air. De l'autre
côté, la tranfpiration de la terre , rétablië dans le dégel ; & les vapeurs ,
plus copieufes alors , rendent fouvent
ces faifons mal-faines : telle fût la conftitution du tems qui précéda la derniére
pefte de *Londres* ; hiver rude , dégel
foudain , & beaucoup de pluye , accompagnée de chaleur : un tel air ,
où l'on vivoit comme dans une caye
humide , avec un grand feu , ne pouvoit manquer de caufer de grandes maladies. L'air d'Eté diffère confidérablement de celui de l'Hiver , à raifon de
la tranfpiration végétale , dont il eft
rempli. Les pluyes , après les grandes
féchéreffes , doivent produire , en quelque maniére , le même effet que le
dégel

dégel après des fortes gélées. L'air des Villes différe (*a*) par plufieurs raifons de celui de la Campagne. Voy. N°. VIII. & XI. du Chap. I.

IV. Les ingrédiens de l'air d'un lieu différent fuivant fa fituation, eu égard aux endroits voifins, d'où ce fluide eft apporté par les vents. Les lieux élévés, fecs, & naturellement fains; fitués près des terroirs bas, marécageux, déviennent néceffairement mal-fains, lorfque les vents foufflent fur ces derniers : d'ailleurs les endroits élevés attirent les vapeurs à méfure qu'elles s'élévent des endroits bas. Dans le choix de la fituation des bâtimens,

---

(*a*) C'eft de cette différence entre l'air des Villes, & celui de la Campagne, que le prémier eft généralement plus mal-fain ; car les obfervations de plufieurs Savans Anglois, font voir que quoiqu'il meure en général moins de perfonnes en Angleterre qu'il n'y en naît; il en meurt cépendant plus à Londres que dans les différentes Campagnes de cette Ifle, à caufe que l'air y eft infecté d'une plus grande quantité d'exhalaifons animales &c, qu'à la Campagne, ou dans les petits endroits. On doit raifonner de même par rapport aux Villes de tous les autres Pays. Voy. là-deffus *Derham* Theol. Phif. depuis la page 251, jufqu'à la fin de 254.

on ne doit pas seulément considérer la nature du terrain, sur lequel on bâtit, mais encore celle des terres voisines.

V. Un terroir gras, & fertile abondant en particules actives, onctueuses, & volatiles, exposé à un dégré considérable de chaleur, doit nécessairement produire des maladies inflammatoires : telles sont les prairies grasses, situées sur le bord des riviéres ; lesquelles attirent des fiévres, particuliérément intermittentes, à l'occasion de la chaleur du Printems. De pareils terroirs sont extrêmément mal-sains dans les climats fort chauds, comme nous l'apprénons par les rélations des voyageurs. De l'autre côté, les endroits gravéleux, sur le bord des riviéres coûrantes, sont généralement sains.

VI. Les endroits montagneux abondent en vapeurs aqueuses. Les Montagnes, & les Bois les attirent, & en empêchent la dissipation par les vents : cépendant les lieux gravéleux élévés n'ayant point, d'eux-mêmes, d'éxalaisons mauvaises, sont ordinairement sains, s'ils ne sont point situés dans

le voisinage de valées marécageu-
ses (*a*).

VII. Les émanations de la surface
de la terre, & celles des minéraux,
qu'elle renferme, altérent l'air, comme il est constant par l'expérience : les
gens, qui passent sur les terres abondantes en mines, sont sensibles à des
vapeurs nuisibles. Celles des *Aver-*
nes (b), en *Hongrie*, tuent les animaux,
& même les oiseaux, qui volent par-

(*a*) On peut voir fort au long dans *Bernerus de*
Efficaciâ Aëris in corpore humano, depuis la page
160 jusqu'à 179, les diverses causes, & circonstances, qui rendent les différens endroits sains, ou
mal-sains.

(*b*) L'Auteur, en se servant de cette expression,
fait, sans doute, allusion au *Lac Averne*, parce que
les vapeurs, qui s'élevent de différens endroits de la
Hongrie sont mortelles. *Montalbano* rapporte
dans ses *Rélations de la Hongrie*, qu'il y a dans
le Comté de *Zali*, une fente de terre, qui exhale
des vapeurs mortelles. Si un chien, ou un chat
reste dessus, il meurt bien-tôt ; aussi tient-on ce
lieu fermé.

Blefkenius parle aussi d'un Lac qu'il y a au milieu de *l'Islande*, qui exhale une vapeur si dangéreuse, qui tuë les oiseaux qui volent par-dessus ;
M. *Arbuthnot* en suppose sans doute de semblables
en Hongrie.

deffus. M. *Boyle* croit que plus d'endroits , qu'on ne penfe , abondent
en minéraux , fur-tout en marcafites.
Il faut néceffairément qu'ils affectent
l'air , puifqu'ils entrent dans la fubftance même des plantes , dont il y a
très - peu , qui ne contiénent du fer.
Les fumées , qui s'élévent des mines
de *Devonshire* , ont brûlé les végétaux ,
comme l'herbe , la fougére , &c. Toutes les vapeurs minéralles ne font cépendant point mal - faines. M. *Boyle*
donne des exemples de quelqu'unes ,
qui envoyent une odeur douce , &
rafraîchiffante , comme celles d'une
mine de *Hongrie* , qui fournit une pierre
appellée *Rot Gulden erts* , dont la vapeur eft fi rafraîchiffante , qu'on la récherche , en prénant l'air. (*a*) Ceux

---

(*a*) Quoique les mineurs en général éprouvent
différentes incommodités , qui leur font même
fouvent funeftes ; M. *Boyle* a obfervé que ceux , qui
travaillent aux mines d'étain d'Angleterre , n'en
réçoivent aucun inconvénient , parceque les parties balfamiques , moles , & fléxibles de l'étain Anglois , tempérent , & enveloppent les vapeurs acres ,
& corrofives foûterraines. Ceux qui font employés
aux mines d'étain d'Allemagne , n'ont pas le même avantage : les vapeurs terreufes , & cauf-

qui travaillent aux mines d'étain ne
font pas plus maladifs , & ne vivent
pas moins que les autres. La pierre à
chaux eft réputée faine ; elle eft chaude , diſſout promptément la neige , &
produit de l'herbe excellente , & falubre. M. *Boyle* a tiré d'une terre blanche , un fort efprit volatile. Il y a des
méthodes pour découvrir les différentes exhalaifons contenuës dans l'air ,
qu'il peut être quelquefois d'importance d'eſſayer.

VIII. Les moyens que M. *Boyle*
confeille pour trouver les fels qui font
dans l'air , font 1°. d'y expofer les
corps, que ces fels peuvent altérer ;
comme les foyes teintes de couleurs
particuliéres , qui feront ternies par
les fels nitreux; & les préparations de
foufre , noircies par les vitrioliques :
2°. d'eſſayer quelles altérations les
vapeurs , ou la rofée produiront fur

---

tiques qu'elles envoyent , jettent les mineurs
dans la pthifie , & le marafme ; au lieu que les
parties fulphureufes , & balfamiques de l'étain
d'Angleterre font amies du poûmon : ce qui a
fait préferer à *Lapoterie* , l'étain Anglois pour la
compofition de fon *Anti-Hectique*.

du linge blanc, avant d'avoir passé par le savon, ou la lessive: 3°. d'en juger par les expériences des corps décolorés, ou autrement affectés par différens esprits (*a*) : l'esprit de nitre forme avec le cuivre, un bleu pâle ; celui de sel une couleur verte ; celui d'urine un bleu foncé. Dans quelques endroits, comme à *Amsterdam*, la vaisselle ternit bientôt. Les mines de cuivre, en *Suede*, altérent l'argent voisin, & le rendent noir. Dans d'autres Pays, les meubles se pourrissent, & les métaux se rouillent. Mais je pense qu'il n'y a pas de meilleur moyen de juger de l'air d'un lieu, que par l'eau, laquelle doit nécessairement imbiber les sels, les soufres, & les autres minéraux sur lesquels elle passe ; de sorte que quand elle ne participe nullément du goût de ces substances, il est probable que la terre en est exemte. Les vapeurs sulphureuses, élevées par les feux soûterrains, blanchissent l'eau

---

(*a*) On peut joindre à ces méthodes de découvrir les sels de l'air, celle des *Engyscopes*, proposée par M. *Poliniere* dans les expériences de Physique Tom. 2. pag. 306, & suiv.

des fontaines, & font un figne certain d'un tremblement de terre : je
crois donc qu'on peut conclurre que
là où l'eau eft bonne, l'air l'eft auffi.
Le foufre de l'air peut fe découvrir
par l'odeur, comme l'on s'en apperçoit dans les volcans, & les tempêtes.
L'air fulphureux peut être enflammé
par une chandelle.

IX. L'humidité de l'air fe découvre
par les hygrofcopes : l'air naturellement humide fe manifefte par fes effets fur les meubles, la vaiffelle, &
divers autres corps ; il l'eft quelquefois à un tel point, dans le dégel d'a-
près les grandes gélées, qu'il moüille
les efcaliers, les lambris, les tableaux,
& autres meubles.

X. Quant à la gravité, & l'élafticité de l'air, elles décroiffent avec
la hauteur, comme on l'a dit Chap.
II ; & il paroît prefque incroyable
qu'une perfonne puiffe vivre au fond
d'une mine, où le Mercure eft à 32
pouces, & fur la cime d'une Montagne de trois milles de hauteur perpendiculaire, où il n'eft qu'à 16 ; ce
qui fait la différence de la moitié dans
le poids de l'Atmofphére, étant dans

le prémier cas de 32000 livres , &
dans le fecond de 16000 ; mais il n'y
a , peut-être , perfonne qui réfide conftamment dans ces extrêmes ; du moins
s'il y avoit quelqu'un , il en réfulte-
roit une grande variété de conftitutions , & de maladies : mais une
moindre différence dans le poids de
l'air , doit caufer une diverfité confidérable dans les effets de ce fluide ,
fur les habitans de ces différentes Régions.

XI. Les changémens de la gravité
de l'air occafionnent des mouvémens
ofcillatoires proportionels dans les folides , & les fluides du corps humain :
plus ces changémens feront grands , &
fréquens , & plus leurs effets feront
confidérables fur les nerfs , & fur les
efprits : mais dans les *Tropiques* , où
les vents ne font point variables , les
altérations de la hauteur du Mercure
fe trouvent légéres ; d'où doit procé-
der une grande diverfité de tempéramens , & de conftitutions dans les
habitans des pétites , & grandes Latitudes : nous parlérons encore de ces
particularités dans la fuite.

XII. L'air s'infinuë , par le concours
de

de sa gravité , & de son élasticité ,
dans le corps des animaux. Il y a des
substances , qui , mêlées avec ce fluide ,
diminuent , ou détruisent une partie
de son ressort : telles sont particuliérement les vapeurs sulphureuses , comme celles des chandelles , & des animaux ; qui font que l'air n'est plus
propre pour la respiration. Celui , où
ces vapeurs résident est très - différent
de l'air pur.

XIII. La chaleur , autant qu'elle dépend de l'action du soleil , est mésura-
ble dans les différens climats. Les quantités en ont été Géométriquement déterminées par le Docteur *Halley* (a) :
par exemple , la chaleur , au tems de
l'équinoxe , sous la ligne , est à celle
de 60 dégrés de latitude, comme 2 à 1 ;
à celle de 50 , un peu moins que 10
à 6. La chaleur , au solstice , sous la
ligne , est moindre que dans la latitude de 50 dégrés , d'environ la pro-

_____

(a) Voyez dans les Transact. Philosoph. an.
1693 , le mémoire de M. *Halley* , sur la chaleur
proportionnelle du soleil dans toutes les latitudes,
avec la méthode de la déterminer. Voy. aussi abrégé des Transact. Philosoph. vol. 2.

I

portion de 9 à 11 ; & la moindre d'aucune situation du globe. La chaleur, au solstice, sous le pole, est plus grande que celle de sous la ligne, dans la proportion de 5 à 4, la durée du soleil sur l'horison pendant les 24 heures, surpassant la différence de l'inclinaison des raïons de cet astre. S'il n'y avoit point de soleil, les fluides seroient, selon toute apparence, absolument rigides, & gélés sur la surface de la terre, & à une certaine profondeur ; de sorte qu'il n'y auroit du tout point de fluides : l'air lui-même, sans l'action du soleil, ne conserveroit point sa fluidité. Les fluides sont si fort gélés dans les grandes latitudes, à cause de l'absence du soleil, que la quantité de la chaleur n'est pas suffisante, durant le séjour de cet astre, pour les fondre, & pour échauffer l'Atmosphére ; dont la froideur est entretenuë par la glace de la surface de la terre. Le chaud, & le froid sont réténus dans les corps à proportion de leur densité.

XIV. Il y a une croûte de glace solide autour du Pole, s'étendant, peut-étre, de quelques dégrés ; laquelle, dans un Hiver froid, & rude, peut gagner plus de terrain qu'elle n'en perd l'Eté fuivant, & étant emportée par les vents, rendre l'air des moindres atitudes, extrémément froid. Le voifinage des gros corps de glace produit, dans de grandes étenduës de Païs, des froids plus grands, & plus durables que la proportion des latitudes de ces Païs ne porte ; froids, qui ne ceffent jamais que cette glace ne foit fonduë. Les *Indes-Occidentalles*, dans le paralelle de *Londres*, ont le froid beaucoup plus grand que cette Ville. Les Païs mitoyens des grands Continents, font plus froids que ceux, qui ont l'air de la Mer. *Mofcou* dans le même dégré de latitude qu'*Edinbourg*, eft beaucoup plus froid.

XV. Les mêmes latitudes méridionales font plus froides que les feptentrionales, par une caufe aftronomique, laquelle le Lecteur, s'il ne l'entend point, peut prendre dans ce jour : il y a de l'équinoxe du Printems à celui de l'Automne, 9 jours de plus que de l'équinoxe de l'Automne à celui du Printems ; l'Été eft par conféquent de 9 jours plus long dans nôtre

Hémisphére, que celui des latitudes méridionales; cause, qui agissant un grand nombre d'années, doit plus échauffer nôtre Hémisphére que le méridional. Le Docteur *Halley* a trouvé, au mois de *Janvier*, dans le 51 dégré de latitude, une Mer innavigable à cause de la glace; ce qui est la même chose que la glace dans nos Mers, au mois de *Juillet*.

XVI. Il est évident que les dégrés de chaleur de divers endroits de la terre, ne gardent aucune proportion réguliére avec l'action du soleil, qui est uniforme. La grande diversité des saisons, dans le même lieu, dépend, peut-être, en quelque maniére, d'une certaine action de cet astre, laquelle, ressemblante aux opérations de la Chymie, éléve, en différens tems, des vapeurs soûterraines de qualités, & quantités différentes. Il est rapporté par un Historien (*a*) qu'en 775, la Méditerranée fût gélée tout le long des Côtes, à la distance de 50 lieuës.

XVII. La chaleur de l'air dépend,

─────────────────

(*a*) Glycus.

en quelque maniére, de la conftitution, & de la température de la furface de la terre, qui rétient plus long-
tems la chaleur dans quelques endroits, que dans d'autres. La terre
noire abforbe les rayons du foleil : fi
l'on y expofe, dans un jour chaud
clair, une boule de marbre noir, &
une autre de blanc, la blanche reftéra
entiérément froide, tandis que la noire
acquerra une chaleur, capable de cuire
un œuf. La terre fabloneufe, en réflé-
chiffant les rayons du foleil de toute
part, échauffe l'air, & nuit aux yeux :
elle eft, dans quelques Païs, infuportable aux piés, à caufe de la chaleur
du fable. Celle de l'Ifle *d'Ormus*, fituée
au-de-là du *Tropique* du *Cancer*, eft fi
intolérable, à certaines heures du jour,
à caufe de la réfléxion des rayons fo-
laires par les Montagnes blanches de
fel, que les habitans font forcés de fe
plonger dans l'eau.

XVIII. Les vapeurs chaudes, qui
s'élévent de la furface de la terre,
échauffent l'air contigû. La chaleur de
jours particuliers dépend quelquefois
de la réfléxion, & réfraction des rayons
du foleil par les nuës, felon les loix de

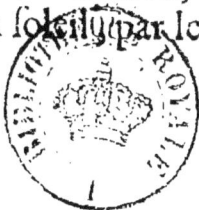

I iij

la *Catoptrique* , & de la *Dioptrique*. Le
plus haut dégré de chaleur peut être
produit par le frottément. Les parties
détachées par celui du caillou avec le
fer , font du verre , lequel eſt le dernier effet de la chaleur du miroir-ardent : de-là la plus forte chaleur peut
être produite dans l'Atmoſphére ,
comme dans les tempétes , & le Tonnerre , par la colliſion , & la chûte
des maſſes de glace , qui s'y rencon-
trent.

XIX. La chaleur diminuë avec la
hauteur , depuis la ſurface de la terre ,
étant moindre ſur la cime des Montagnes que dans les vallons ; parce
que l'air , comme fluide extrémément
rare , ne rétient que peu ſa chaleur.
L'incidence des raïons du ſoleil ne
produit point de chaleur durable dans
l'air. Ce fluide , à peu de diſtance du
foyer du miroir-ardent , qui vitrifië
les métaux , n'eſt pas plus chaud que
l'autre air. La chaleur excitéé , dans
l'Atmoſphére , par les raïons ſolaires ,
eſt immédiatement éteinte par leur
interception. Les endroits des Serrés ,
où ils ne parviennent point , déviennent plûtôt froids que l'air ex-

térieur. Les corps ne retenant la chaleur qu'à proportion de leur denſité,
l'air ne la conſerve pas , le moindre
inſtant, ſur la cime des Montagnes ,
où il eſt privé de celle qui eſt réflé-
chie par la ſurface de la terre. Au
milieu de la Zone Torride , comme
dans l'Iſle de *Ceylan* , l'air dévient plus
froid à méſure que l'on monte. La
cime des Montagnes eſt couverte de
neige dans des Païs très - chauds (*a*) :
à proportion qu'on monte de la *Mer
Rouge* , en *Ethyopie* , l'air ſe fait toujours
plus tempéré juſques ſur le ſommet des
Montagnes , où il dévient plus inſuportable que la chaleur dans les vallées. C'eſt par l'air chaud , & non
point par l'action du ſoleil que la glace
ſe fond. La chaleur de cet aſtre n'a
que peu d'effet ſur une ſurface de glace ,
un jour clair de gélée. *Joſeph d'Acoſta*

(*a*) Il eſt rapporté dans la Bibliothéque des
Philoſophes de *Gautier* , que le *Pic de Tanariffe* ,
montagne dans la plus grande des Iſles Canariës ,
dont la hauteur, eſt ſelon le Journal d'Angleterre,
de 3 à 4 mille ; eſt preſque toute l'année couverte
de neige , quoiqu'il n'en tombe point au bas , &
qu'il n'y géle jamais.

I iiij

nous dit que sur les hautes Montagnes du *Perou*, l'air est mortel, au prémier souffle ; que par sa froideur, il y préserve les corps morts de la putréfaction ; & qu'en y passant avec la compagnië, ils fûrent tous saisis de vomissémens bilieux, occasionés, peut-être, par la subtilité, ainsi que par la froideur de l'air (*a*).

XX. Le froid commence dans la Région supérieure de l'Atmosphére, & paroît descendre de-là vers la surface de la terre, où il agit d'abord sur l'eau par la superficie, laquélle il géle, dans les froids extrèmes, jusqu'à la profondeur de 3 pouces, dans 24 heures. La supposition que la gélée est produite par les particules nitreuses de l'air, n'est pas bien fondée : les vapeurs du nitre n'ont pas plus d'effet que celles des autres liqueurs salines, dans la production du froid. L'esprit de nitre dissout la glace ; & la supposition que ce sel la produit, contredit, en général, l'expérience.

XXI. La simple congélation n'est

_____

(*a*) Voyez là-dessus *Derham*, Theolog. Phis. pag. 8.

point la méfure du froid; car il commence à géler à 32 dégrés, & ce
froid peut augmenter jufqu'à réduire
dans le Thermométre, l'efprit de vin
à *O*; froid infuportable à nos corps;
dans lequel les liqueurs les plus fpiritueufes fe gélent, & où le plus
grand mouvément, & les feux les plus
forts pourroient à peine empêcher le
corps de fe géler. La chaleur naturelle
du corps humain eft de 90 dégrés,
mais il peut fubfifter depuis au-deffous
de 90, jufqu'à un peu au-deffus de *O*;
d'où l'on voit que fi la différence de
la gravité de l'air, que l'homme peut
fupporter, eft furprénante; les limites
du froid, & du chaud fupportables
par le fécours de l'art, & la coûtume,
ne le font pas moins. Il y a quelques
Païs, où la cire fe fond, quoique ren-
fermée dans des armoires; où les corps
font excoriés, en Eté, par la chaleur,
comme dans les Régions feptentrionales, par le froid; & où enfin les fou-
liers font brûlés, comme par un fer
chaud : mais il faut que les hommes
ayent quelques fécours pour fe défendre contre ces chaleurs exceffives, autrément ils ne fauroient vivre.

XXII. Comme la chaleur diminuë depuis la surface de la terre en haut ; les effets de la gélée s'étendent à peine, dix piés au-dessous ; au-de-là de cette profondeur, la chaleur est plus uniforme, le Thermométre ne variant presque point à celle de 130 piés, excepté par des causes accidentelles, occasionées par des substances du dédans de la terre. Ceux, qui de l'air chaud, sont descendus dans des mines fort profondes, rapportent qu'à quelques brasses de profondeur, ils se sont trouvés plus froids, & qu'ensuite la chaleur augmentoit à mesure qu'ils alloient plus bas (*a*) ; de sorte que ceux

---

(*a*) M. *Morin* rapporte dans sa *Rélation des lieux souterrains*, qu'étant descendu au mois de Juillet dans une mine d'or de Hongrie, il trouva la terre extrémément froide jusqu'à la profondeur de 480 piés ; mais que pénétrant plus avant, il sentit le froid diminuer, & la chaleur s'augmenter de telle sorte, à mesure qu'il descendoit au fond, que les Ouvriers ne pouvoient y travailler que nuds.

Jean Beguin parle aussi d'une mine d'argent de Hongrie, d'environ 150 coudées de profondeur, où étant descendu en Eté, il trouva les Ouvriers nuds à cause de la chaleur excessive du lieu : ils

qui travaillent dans quelques mines, sont obligés de quitter leurs habits : cette chaleur est, sans doute, différente selon la différence des substances minérales. La chaleur produite par l'action du soleil, dans les parties superficielles de la terre, est plus long-tems à croître, & à décroître, que sur la surface, & dans l'Atmosphére; de maniére que les saisons ne commencent pas si-tôt au-dedans de la terre, que dans l'air ouvert.

XXIII. Les vents produisent de grandes altérations, quant au froid, & au chaud, dans la température de l'air; non point par leur mouvément, mais selon qu'ils soufflent sur des terres chaudes, ou froides, & qu'ils mêlent des airs plus chauds, ou plus froids ensemble; produisant, suivant l'addition, ou la diminution des dégrés de chaleur, la moitié de la somme: par exemple, l'air chaud comme 80, mêlé avec l'air chaud comme 40, fait

---

lui dirent qu'il sortoit souvent du fond de la mine des exhalaisons, qui éteignoient leurs lampes, & qui mettoient en danger de mort ceux qui n'étoient pas assés prompts à se rétirer.

un air chaud comme 60; l'air chaud comme 30, mêlé avec l'air chaud comme 40, rend le tout chaud comme 35. Il y a des vents chauds, en *Afrique*, soufflant sur des déserts sabloneux, qui tuënt les éléphans même : de l'autre côté, un vent de *Nord*, soufflant sur le pié modéré de 8 milles d'Angleterre, par heure, portéroit l'air, du Pole à *Londres*, dans 12 jours; raison qui fait que les vents de *Nord* sont sains, dans les climats chauds du deça de la ligne, & que ceux de *Sud* apportent des maladies. Les indispositions, & la santé des habitans d'*Egypte*, gardent des périodes réguliers avec ces deux vents (*a*).

L'air d'un endroit quelconque peut être réchauffé, ou réfroidi à un dégré considérable, par les vents; car comme j'ai observé ci-dévant, soufflant dans l'air d'une chambre, où il y a un Ther-

---

(*a*) Les vents du midi, qui régnent en Egypte au mois d'Avril, y attirent alors les fiévres, la peste, &c. mais les vents du Nord n'ont pas plûtôt commencé à souffler (ce qui arrive constamment en Egypte le 2 de Juin) que toutes ces maladies disparoissent.

mométre, on ne fait hauffer, ni baiffer le Mercure ; mais fi on fouffle à
travers du métal chaud , ou de la glace , il monte dans le prémier cas , &
baiffe dans le fécond , en un momeut.
Si les vents font plus froids que l'Atmofphére de la matiére de la tranfpiration , qui environne nos corps , ils les
rafraîchiffent , par fa diffipation. Les
vents de mer , & de terre rafraîchiffent l'air des Pays de la Zone Torride ,
& font très-falutaires à leurs habitans.
Par - tout , où l'air eft extrémément
raréfié par la chaleur, le voifin, plus
froid , le pénétre pour rétablir la balance. Les nuits font fouvent très-froi-
des dans les Pays chauds , & à caufe
de cela , très-dangéreufes pour la fanté
de ceux , qui y font expofés. Il fouffle
un vent d'*Eft*, fraìs ., en Angleterre
après le couché du foleil, qui, enfuite d'un jour chaud, glace ceux qui
s'y expofent trop , occafionant fréquemment des fiévres , & autres maladies.

XXIV. Il y a , dans de grandes
étenduës du globe, beaucoup plus d'u-
niformité dans le tems , qu'on ne fe
l'imagine communément ; le froid , &

le chaud y diffèrent , quant à leurs
dégrés ; mais ils commencent , & finiffent fort environ le même tems : ceci
eſt confirmé par les Journaux ténus à
Upminſter , *Zurich* , & *Paris* ; arrivant ,
dans ces endroits , des changémens rémarquables vers le même tems. Les
altérations de la gravité de l'air ſont
encore plus uniformes ; le Mercure
hauſſant , & baiſſant ſelon les obſervations , environ le même tems , à *Paris* ,
Upminſter , *Dublin* , & dans le Comté
de *Lancaſtre* (a). Les vents s'accordent

_____

(*a*) Les variations promptes , & ſubites du Barométre , preſqu'en même-tems , dans une grande
étenduë de Pays , tel que l'Europe entiére , ont
toujours parû ſurprénantes ; & il n'y a eu encore
là - deſſus aucune explication tant ſoit peu ſatiſ-
faiſante , ſi l'on en excepte celle de M. *Privat de
Molieres.* Ce Savant , après avoir ingénieuſé-
ment prouvé dans ſes exper. de Phiſique, Tom. 2 ;
que l'élaſticité de l'air étoit la véritable cauſe de
la ſuſpenſion du mercure , a , par une ſuite de ce
ſyſtême, déduit ces variations de la prompte communication de cette même élaſticité , qui vénant,
dit-il , par quelque cauſe que ce puiſſe être , à ré-
cévoir tout d'un coup , une augmentation , ou
une diminution conſidérable , elle ſe communi-
quéra, en fort peu de tems, dans toutes les Régions
voiſines : de-là le Barométre devra y varier preſ-

fort bien auffi , lorfqu'ils font forts ;
quand ils font moins violens , ils différent , comme dépendans de caufes locales. Il paroît auffi que la neige des
Alpes influe fur le tems d'Angleterre ,
ainfi que fur celui de *Zurich* : cette uniformité du tems , dans des vaftes contrées , rend auffi leurs maladies uniformes, comme des obfervations claires
viennent de nous l'apprendre depuis
peu.

XXV. Le froid de quelques hivers
de la *Grande Bretagne* , & de quelques
endroits voifins , a prefque égalé dans
fes effets , particuliérement en 1709 ,
celui des grandes latitudes feptentrionales ; ayant détruit différens animaux,
comme les poiffons, & quelques efpéces d'oifeaux , qui continuérent enfuite d'être rares , durant quelques années (*a*) : mais ce froid exerça fur-tout
fa rigueur fur les végétaux , & produi+

---

qu'en même-tems , puifque ces variations font
uniquement dûës à celles du reffort de l'air. Voy.
là-deffus les Leçons de Phifique de M. *Privat de
Molieres* , Tom. 2. pag. 222 , & *Paffim*.

(*a*) Abrégé des Tranfact. Philofoph. vol. 1.

fit peu de mortalité parmi les hommes, parce que ceux-ci peuvent avoir récours à des défenses artificielles contre le froid extrême. Les caufes de ces grands écarts des faifons, dans les extrémités du froid, & du chaud; font très-obfcures; mais elles paroiffent plûtôt dépendre des exhalaifons de la terre, que de l'action des corps céleftes.

XXVI. Quant à l'humidité, & la féchéreffe, on ne doit les confidérer, en tant qu'elles affectent nos corps, que dans la Région de l'air où nous refpirons. Par tout où il y a des nüages, l'air eft humide, ou paroît tel au corps humain; mais s'ils font à une telle hauteur, qu'ils ne lui foient point contigus, il n'en fera point affecté.

XXVII. En tems fec, l'eau de l'air eft intimément mêlée avec cet élément; & les vapeurs fe trouvant plus hautes, n'impriment point au corps la fenfation de l'humidité; mais quand elles montent, ou defcendent en maffes, étant probablement alors imbibées avec l'air, elles affectent nos corps : l'Atmofphére paroît plus humide lorfque fes vapeurs aqueufes tendent en bas, que quand elles

elles fe portent en haut ; plus lorfqu'elles font en pétites , que quand elles
font en groffes goutes ; plus enfin quand
elles tombent en forme de *Bruine* , que
dans les grandes ondées : les effets de
l'humidité font plus fenfibles au corps
humain avant , qu'après les grandes
pluyes.

XXVIII. La quantité des vapeurs ,
qui s'élèvent dans l'Atmofphére , &
celle de l'eau , qui s'en précipite (*a*) ,
laquelle eft , peut-être , annuellement
de 22 pouces de hauteur , fur toute la
furface du globe , paroiffent être ,
comme je l'ai déjà obfervé , affés uniformes , tout le long de l'année ; mais
par des caufes accidentelles , ces quantités varient confidérablement , dans différens endroits ; & dans le même ,
en des années différentes. Dans un Période de huit années , la quantité de

---

(*a*) Voyez fur la quantité des évaporations , &
celle de leur précipitation , les obfervations du
Dr. Halley , dans les Tranfact. Philof. an. 1694 ;
& celles de M. *Sedileau* faites à Paris l'efpace
d'environ trois années. On en peut voir le précis
dans *Derham.* Theol. Phif. pag. 48 & 49.

K

pluye tombée, a été observée être chaque année

	pouces.
à *Zurich*, de	$22\frac{1}{2}$.
à *Paris*, de	19. (*a*)
à *Upminster*, de	$19\frac{1}{4}$.
à *Pise*, de	$43\frac{1}{4}$.
à *Tonnley* dans la Province de *Lancaftre*, de	$42\frac{1}{4}$ (*b*)

(*a*) Il y en tomba l'année 1709, felon les obfervations faites à l'Obfervatoire, 21 pouces 9 lignes & demi; au lieu que par les mêmes obfervations, il paroît que les années moyennes, il n'y en tombe que 19 à 20 pouces.

(*b*) Il pourra paroître d'abord furprénant qu'à la pétite diftance d'*Upminster* dans le Comté d'*Effex*, à *Tonnley* dans la Province de *Lancaftre*, il fe trouve une différence de plus de la moitié dans la quantité de pluye, tombée dans ces deux endroits de l'Angleterre. *Derham* attribuë, dans fa Théol. Phif. cette grande difproportion à ce qu'il y a dans Lancaftre, plus de hautes montagnes, & en beaucoup plus grand nombre, qu'en Effex; car, dit-il, les montagnes rétardent, ou arrêtent le cours des nüages, & des broüillards; ou bien par le plus grand froid qui y regne; elles condenfent ces vapeurs, & par-là les font rétomber par une plus grande abondance de pluye.

Ces quantités varient, dans un autre période, mais pas tant les proportions. Les causes des variations de la quantité des pluyes, semblent être; 1°. une surface plus humide, ou plus aqueuse, exposée à l'action de la chaleur, par laquelle les vapeurs sont élévées. 2°. Le froid dans la Région supérieure de l'Atmosphére, qui les condense; d'où, lorsqu'elles déviennent trop pésantes, elles sont forcées de tomber sous la forme de pluye, de grêle, ou de neige : par conséquent l'humidité de la surface de la terre, suivië de chaud, & de froid, doit nécessairément occasioner une saison pluvieuse. 3°. Les vents font varier la quantité des pluyes dans les endroits particuliers, en emportant les nüages d'un lieu dans un autre. Les Montagnes attirent les vapeurs; & les vallées près des endroits montagneux, sont généralement très - pluvieuses. Quant à l'humidité, & à la séchéresse des Régions de la Zone Torride; la régle la plus générale, est que la quantité de la pluye est la plus grande lors de la plus grande proximité du soleil, & la séchéresse la plus forte lors de la plus grande obliquité de cet astre : c'est ce

K ij

que *Joseph d'Acosta* affirme, quoique
pas sans quelques exceptions. Les ondées les plus copieuses, & avec les
plus grosses gouttes, arrivent, en Été,
dans notre climat. Les habitans des
Tropiques nomment la saison pluviéuse,
leur hiver. Il tombe, peut-être, plus
de pluye entre les *Tropiques*, que dans
les grandes latitudes; il y a des lacs,
& des riviéres plus grandes, & plus
de chaleur pour élever une plus grande
quantité de vapeurs. Cette plus grande
abondance de pluye, dans ces Païs,
balance leur forte chaleur, qui, sans
humidité, rendroit les hommes maladifs, & la terre infertile. L'humidité
d'une saison ne peut pas être exactement estimée par la quantité de la
pluye; car plusieurs jours pluvieux,
durant lesquels le tems peut être dit
humide, ne produisent pas, bien souvent, une si grande quantité de pluye,
qu'une grande ondée, suivie de plusieurs jours secs: mais les changémens
opérés sur le corps humain, sont pro-
portionés à la continuation de l'humidité, ou de la séchéresse des saisons.
La quantité d'eau, qui tombe, sur une
étendue du globe, quelconque, peut

être estimée par la condition des fontaines : les endroits, où elles baissent, ont certainement manqué d'une quantité suffisante de pluye, pour leur fournir : de-là la surface de la terre a été, sans doute, plus séche, & a donné par conséquent moins de vapeurs. Il n'y a point de meilleure mesure de l'humidité de la terre, de la quantité des évaporations, & en général de l'humidité de la saison, que la quantité de la pluye; elle est, dans les endroits, exposés à l'influence des vents variables, trés-différente, en différentes années. A *Upminster*, il en tomba en 1709, plus de 26 pouces; en 1714, moins de 11 $\frac{1}{5}$; différence de plus de 2 à 1; à *Paris*, en 1693, 24. 18; en 1705, 14. 82, différence d'environ 7 à 5. La grande humidité, & séchéresse des saisons produisent des altérations considérables dans les constitutions, & les maladies des hommes; mais autant que les observations s'étendent, les saisons séches paroissent être les plus dangéreuses des deux : l'année 1714 fût fatale aux bestiaux par le manque d'eau; elle fût aussi mal-saine pour les hommes, faute, peut - être , d'une suffisante quantité d'eau dans l'air.

XXIX. L'air humide s'insinuë dans les pores des corps les plus compactes, le corps humain l'absorbe , comme on l'a observé ci-devant, &, peut-être, en faut-il une certaine quantité pour le juste état des fluides , & des solides. Une éponge augmente de $\frac{1}{10}$ de poids , par l'humidité de l'air, nonobstant le feu de la chambre; & à mesure que celui-ci diminuë, elle dévient encore plus pésante. Le cuir des brebis imbibe abondamment l'humidité de l'air ; son excès leur cause le *tac*. Les os sont aussi susceptibles de cette humidité. On peut faire par les *Hygroscopes*, surtout ceux d'éponges , plusieurs observations utiles quant au tems , & à sés influences sur le corps humain. On observe , par ces instrumens , que les vents diminuent souvent l'humidité de l'air par la dissipation des vapeurs, par où ils dessèchent : ils augmentent aussi la quantité de l'évaporation en emportant la couche des vapeurs, qui investit une surface d'eau , en faisant par là élever une séconde.

XXX. L'humidité augmente le poids,

& les dimensions des substances végétales ; & relâche ; comme nous l'a-
vons observé , toutes les fibres simples
des végétaux , & des animaux : l'air
humide peut , par conséquent , produire toutes les indispositions , qui procédent du relâchément des fibres ; telles
doivent être les maladies , & les constitutions des Païs , & des saisons humides : l'air extrêmément sec , au contraire , absorbe l'humidité du corps
des animaux , particuliérément lorfqu'il est combiné avec la chaleur ;
celle-ci relâche ; ce qu'elle fait encore
plus , combinée avec l'humidité. Je
parlerai de ces matières dans la suite.

XXXI. Ce que j'ai observé N°. VII.
Chap. II. des grandes altérations du
poids de l'air , supportables au corps
humain, est pareillement vrai des autres qualités de ce fluide. Il est surprénant que l'homme seul puisse comme
se naturaliser dans tant de climats différens. Généralement parlant , les animaux des Païs chauds ne peuvent point
subsister dans les Païs froids. Ceux d'*A-
frique* peuvent à peine supporter la froideur de l'air ouvert d'*Angleterre* , quoique trop chaud pour les Rennes : mais

l'homme peut subsister dans l'air depuis sous la ligne, jusques, peut-
être, à 75 dégrés de latitude. Ce qui
fait cette différence entre les hommes,
& les animaux, est que ceux-là sont
aidés, par plusieurs inventions de l'art,
à supporter les extrêmités. Les *Brûtes*,
abandonnées à elles-mêmes, choisis-
sent, autant que la Faculté *Loco-Motive*,
peut le leur permettre, les Païs, &
les climats les plus appropriés à leurs
constitutions ; ce que feroit, peut-être,
aussi l'homme, s'il étoit le maître de
son choix : mais il vit en société, sou-
mis à un Gouvernement, & sujet aux
passions, ausquelles il sacrifië les pré-
cieux avantages de la santé, & la vië
même.

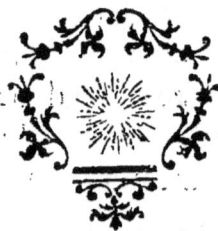

CHAPITRE

CHAPITRE V.

Des Usages, & des Effets de l'Air dans la Respiration.

I. POur mettre cette récherche dans tout le jour possible, il faut établir les faits tels qu'ils paroissent par les expériences, & les observations. Tous les animaux vivent dans l'air, ou dans l'eau, ou tantôt dans l'un, & tantôt dans l'autre : de-là leur division en terrestres, aquatiques, & amphibies. Ils ont tous quelque organe, par le moyen duquel ils tirent, & chassent alternativément une partie du fluide, dans lequel ils vivent ; comme les terrestres, l'air, & les aquatiques, l'eau : dans ceux-là, cet organe est appellé *poûmon*, dans ceux-ci *ouïes*. Les poissons, qui respirent quelquefois l'air, & qui ne sauroient toujours vivre sous l'eau, comme les baleines, ont des poûmons, & non des ouïes.

II. Tout animal, qui a une fois fait usage de ce mouvément alternatif du

L

poumon, ou des ouïes, ne sauroit vivre long-tems sans sa continuation.

III. L'air est si nécessaire à la vie des animaux, soit terrestres, ou aquatiques ; que privés de ce fluide, ils la perdent plûtôt, ou plus-tard, selon leur différente structure (*a*).

IV. Les poissons, à mesure qu'on pompe l'air de l'eau, où on les a mis dans la machine du vuide, s'enflent, jettent des bulles d'air, nagent sur le dos, & meurent enfin : mais si on laisse rentrer l'air, avant qu'ils soient entiérement morts, ces symptomes disparoissent, & ils récouvrent la vie. Quelques poissons, comme la carpe, la tanche, l'anguille, vivent plus long-tems dans l'air, que dans l'eau, privée de ce fluide. Quelques – uns de l'espéce *testacée*, & *crustacée* se soûtiennent très-long-tems sous un Récipient vuide : les huitres y ont vécu 24 heures ; une écrevisse peut y mourir, dans une heure. Les animaux aquatiques vivent plus long-tems sans air que les amphi-

---

(*a*) Voy. là-dessus *Derham*, Theolog. Phil. p. 56. Chap. 1.

bies; ceux-ci plus que les terreftres;
& de ces derniers, quelques-uns plus,
quelques-uns moins longuément, felon la ftructure de leurs poûmons (*a*).
Un canard tient plus long-tems fous un
Récipient vuide, qu'une poule. Une vi-
pére peut y vivre 2 heures & demi,
& une grénoüille autant; un ferpent
10 heures: quelques-uns de ces animaux, paroiffant comme morts, révien-
nent à la vie, en laiffant rentrer l'air;
mais point ceux qui ont été dans un
parfait vuide.

V. Les jeunes animaux vivent plus
long-tems dans la pompe pneumatique
que les *Adultes*; un jeune chat s'y foû-
tient plus longuément qu'un Adulte.
Le *Fœtus* vit fans air, dans la matrice,
& lorfqu'il en eft nouvellement forti,
s'il n'a pas encore refpiré.

VI. Les accidens que les animaux
éprouvent fous un Récipient épuifé, ne
procédent pas tous de l'extrême rareté
de l'air, ou du manque de ce fluide
pour la refpiration; mais plufieurs, de
l'expanfion de celui des vaiffeaux, à

(*a*) Tranfact. Philofoph.

cause de la pression extérieure enlevée :
ce qui les jette dans des convulsions,
dont ils sont soulagés, à mésure que
l'air sort de leur corps, comme je l'ai
déja observé. L'équilibre doit être conservé, entre l'air extérieur, & intérieur ; s'il est trop subitément changé,
il faut que l'animal souffre durant ce
tems-là. Il a été observé que l'homme, changeant de situation par dégrés, peut vivre dans un air, moitié moins dense : mais une descente
de 16 pouces du Mercure, sous un
Récipient, l'y jettéroit dans les convulsions, par la promptitude du
changément. Les animaux terrestres,
qui se noyent, meurent par la privation de l'air ; si l'on pouvoit tirer celui
du Récipient tout à la fois, ils y ex-
piréroient aussi-tôt que sous l'eau, où
certains périssent dans très - peu de
tems. Les pétits oiseaux y perdent la
vie dans une demi minute ; un canard
dans six : les oiseaux aquatiques même, quoiqu'ils puissent, par les particularités de leur structure, rester sous
l'eau plus que les autres, ne sauroient
supporter le vuide guére plus long-
tems.

VII. Ce qui est remarquable , non-seulément eû égard à la respiration ; mais peut encore avoir lieu dans les autres qualités de l'air ; c'est que la coûtume met les animaux en état de soutenir les épreuves de la pompe pneumatique de mieux en mieux. Un canard accoûtumé à un Récipient épuisé, peut y ténir plus long-tems, qu'un qui ne l'est point. Un autre fait , établi par une belle expérience de l'ingénieux M. *Hales* , est que les poûmons des animaux , qui meurent dans le vuide , font froncés , & s'enfoncent dans l'eau , comme celui du *Fœtus* : cépendant le poûmon d'un animal, mort dans le vuide , s'enfle fous un Récipient , d'où l'on a pompé l'air.

VIII. Comme il n'y a point d'animal , qui puisse vivre fans air , il n'y en a pas non plus , qui puisse fubfister long-tems dans le même. Un *Gallon* (*a*) d'air ne peut pas fuffire pour la respiration d'un homme , pendant une minute. Par une expérience de l'ingénieux M. *Hales*, 74 pouces cubiques

(*a*) Méfure Angloife , qui contient environ quatre pintes de Paris.

L iij

de ce fluide, ne pourroient pas luï
fervir une demi minute, fans inquié-
tude ; & pas une minute fans danger
ger de fuffocation : mais fi cet homme
étoit renfermé, la même quantité d'air
ne lui fuffiroit même pas fi long-tems,
à caufe des vapeurs, qui élévées non
feulément du poûmon, mais de tout
le corps, infectéroient néceffairement
fon Atmofphére.

IX. Plus l'air eft rare, & plûtôt il
eft gâté (*a*). Une linote peut vivre
3 heures, malade à la vérité, dans
environ demi gallon d'air, mais pas
1 heure & $\frac{1}{4}$ dans celui, qui eft moitié
moins denfe : une alloüette a expiré
en $1\frac{1}{2}$ minute, dans environ $4\frac{1}{2}$ cho-
pines d'air, avec la perte dès $\frac{3}{4}$ de ce
fluide. Les animaux ne fauroient vivre
long-tems dans l'air extrémément rare.
La rareté eft comme le manque d'autant d'air.

X. Le poûmon eft le principal inftrument de la fanguification : ce vifcére,

---

(*a*) Voy. là-deffus les Exper. curieufes rapportées par M. *Derham*, Theol. Phif. Chap. 1.
Rem. 3.

à la manière d'une presse, agite, &
mêle le sang avec le chyle par ses mouvémens réciproques d'expansion, & de
contraction ; qui ne sauroient se faire
sans la réception, & l'expulsion alternatives de l'air. Le *Fœtus*, où le sang
de la mere, déja travaillé, circule,
n'a pas besoin d'un pareil organe ; mais
dès qu'il faut à l'animal une sanguification propre, l'usage du poûmon lui
dévient nécessaire : de-là aussi-tôt que
l'enfant, dégagé de ses envelopes, se
trouve exposé à l'air, le moindre mouvément des muscles de la poitrine, &
du diaphragme, doit changer nécessairement les dimensions de la cavité du
Thorax ; celle-ci élargie, l'air entre,
par la *Trachée Artere*, dans le poûmon, composé d'un amas de vésicules
pneumatiques, qui se dilatent par l'entrée de l'air, & se contractent par l'expulsion de ce fluide hors de leurs cavités ; tout ce méchanisme n'étant que
celui d'une paire de soufflets. Par cette
dilatation, les vaisseaux pulmonaires
sont dévélopés ; un nouveau passage est
ouvert au sang, du ventricule droit
par l'artére pulmonaire ; le trou ovale,
où le sang passoit d'un ventricule à

l'autre, fermé par sa valvule, & obli-
téré par dégrés. Le sang rapporté au
ventricule droit, continuë par ce méchanisme, de circuler par le poûmon
autant que la respiration, ou le mouvément alternatif de ce viscére se soûtient : mais vénant à cesser, il faut que
la circulation pulmonaire, qui a commencé avec lui, finisse aussi avec lui,
& que l'animal meure ; parce que le
sang ne trouve plus de passage par le
trou ovale : de - là aussi la mort des
animaux sous un récipient vuide, faute
d'air, pour éxécuter la respiration.
L'état flasque de leurs poûmons, &
la pésanteur de ces derniers, plus grande que dans l'état naturel, N°. VII,
démontrent que c'est là le cas, & que
le sang s'arrête dans les vaisseaux pulmonaires. Les tuïaux sanguins, rem-
pants sur la surface des vésicules pneumatiques, doivent être dévélopés, &
allongés, dans la dilatation de ces mêmes vésicules ; au lieu que dans un état
d'affaissement, ils sont froncés, &
comme repliés. Cépendant l'eau chaude peut être aisément injectée dans un
poûmon affaissé.

XI. La capacité d'un poûmon humain, dans son parfait accroissement,

ou la somme des cavités de toutes les
véficules pulmonaires, eft au moins
de 220 pouces cubiques; car par une
expérience exacte du favant Docteur
Jurin, autant d'air peut être tiré dans
une infpiration. La quantité réçuë,
dans une infpiration ordinaire, varie
dans les fujets, & les tems différens;
mais elle s'étend à peine à 40 pouces,
& peut-être à 20, prife fur un pié
moyen : à ce compte, $\frac{10}{11}$ des cavités des véficules pulmonaires reftent
pleins d'air, ou de quelque autre fluide, après chaque expiration. La furface des véficules du poûmon d'un
homme, eft beaucoup plus grande,
par une méfure, & un calcul de M.
Hales, que toute celle de fon corps.
La furface des poûmons d'un veau,
eft en proportion à celle de tout fon
corps, comme 10 à 1.

XII. Le fang eft plus chaud dans le
poûmon qu'à la furface du corps, &
cépendant la tranfpiration de ce vifcére
n'eft pas la moitié de celle de la peau.
Quelle eft la raifon de cette pétite proportion ? L'air féroit-il abforbé par les
tuniques des vaiffeaux pulmonaires,
extrémément minces, & expofées à

l'air extérieur ? Car la transpiration est proportionée à l'air absorbé. Il y a plusieurs choses à dire pour, & contre l'entrée de l'air dans le sang, par le poûmon. 1°. Il paroît de l'état flasque du poûmon des animaux, qui meurent dans le vuide, que ce viscére ne se dilate point par la suction de l'air hors de la machine pneumatique ; il faut donc que celui de l'intérieur du poûmon s'échape à travers les vaisseaux pulmonaires ; car autrément il gonfléroit, & distendroit cet organe : or si l'air a une issuë libre par les tuniques des tuïaux du poûmon, il peut y avoir aussi une libre entrée. 2°. Le prompt rétablissement de l'équilibre entre l'air extérieur, & celui du dédans du corps humain, démontre leur communication mutuelle ; & il est probable que la chose se passe dans les poûmons comme dans les autres parties du corps. De l'autre côté, les tentatives qu'on a faites pour pousser l'air dans les vaisseaux sanguins du poûmon, par la trachée artére, ont été inutiles ; & les poûmons des animaux, morts dans le vuide, enflent ensuite dans la machine pneumatique : mais il peut se passer des chofes dans un animal vivant , qui ne réuffiront point dans un cadavre. L'air paffe par toutes les membranes , lorfqu'elles font humectées.

XIII. L'air, par le N°. VIII. de ce Chapitre , eft bientôt gâté par les vapeurs du poûmon , & rendu nuifible à la refpiration : ceci arrive par plufieurs caufes , 1°. par la groffiéreté de ces vapeurs , qui empêchent l'entrée des parties fubtiles de l'air dans les véficules pulmonaires , lefquelles font fi pétites , qu'on peut à peine les diftinguer par le microfcope : d'ailleurs fi ces exhalaifons contiénent quelques fels , ils doivent contracter ces mêmes véficules. L'air infecté peut auffi affecter le poûmon , par fa chaleur. 2°. L'air eft gâté par la deftruction de fon élafticité, par les vapeurs fulphureufes des animaux , qui , comme telles , font inflammables. La fenfation qu'on éprouve en refpirant l'air déjà infecté de fa propre haleine , eft femblable à celle d'après une forte expiration ; parce que cet air privé d'élafticité , n'a point la force d'entrer dans le poûmon : d'où ce vifcére paroît comme fort affaiffé. Accordant 20 infpirations pour chaque minute, & 20 pouces cubiques d'air pour chaque infpiration ; cela en fera 24000 par heure : quantité, qui durant ce tems-là, perdra affés de fon élafticité par les vapeurs des véficules pulmonaires, pour n'être plus propre à la refpiration.

XIV. Les vapeurs abforbent l'air, ou détruifent une bonne partie de fa force élaftique ; mais la perte de l'élafticité, n'eft pas la feule caufe qui fait que l'air gâté n'eft plus refpirable. (*a*) Un rat a vécu 14 heures dans 2024 pouces d'air, dont $\frac{1}{27}$ a été abforbé durant ce tems-là. Un chat de trois mois a fubfifté une heure dans 594 pouces, avec la perte de $\frac{1}{30}$ du véritable air. De 20 parties d'air du nitre détoné, il s'en détruit 19, dans 18 jours. L'air produit par les diftillations (*b*),

---

(*a*) M. Hales.

(*b*) La grande quantité d'air que M. *Hales* a retiré de différentes matiéres, tant par la diftillation que par la fermentation, n'y eft point conténuë, dit. M. *Privat de Molieres,* dans fes Lec. de Phif. T. II. fous la forme ordinaire, n'étant autre chofe que de petites molécules d'huile, conténuës dans les pores de l'air ; lefquelles s'agrandiffant par l'action du feu, fe transforment en air. Vérité,

perd fon élafticité ; les méches énflammées la détruifent confidérablement.
L'air engendré par la fermentation des
mélangës fulphureux , eft bien-tôt abforbé;comme celui qui eft produit par la
flamme de la limaille de fer mélée avec le

---

continuë M. de *Moliere* , dont M. *Hales* nous
fournit une preuve évidente ; car il rapporte dans
fa *Statique des Végétaux* , qu'ayant mis des pois,
& de l'eau dans un matras , l'air qui en étoit forti
par la fermentation , & qui occupoit la plus
grande partie de la capacité du vaiffeau qui fer-
voit à récevoir, & à conténir l'air à proportion
qu'il fortoit de la matiére par la chaleur de la
fermentation , étant expofé à la flamme d'une
bougie, s'enflammoit comme de l'efprit de vin.
    De-là il fera aifé de comprendre 1°. Pourquoi
l'air qui fort de différentes matiéres,dans la diftillation , & la fermentation , ne conferve point
fon élafticité comme l'air ordinaire. 2°. Pourquoi les méches énflammées , & les vapeurs fulphureufes détruifent confidérablement le reffort
de l'air ; puifque les unes & les autres doivent
confümer , ou abforber les parties huileufes
conténuës dans les pores de ce fluide , lefquelles
én lient , & uniffent les parties , & font par
conféquent la caufe principale de fon élafticité.
Enfin toutes les altérations produites , dans le reffort de l'air , par les différentes exhalaifons fulphureufes , &c. dont il eft fouvent parlé dans le
cours de cet Ouvrage , fe déduiront aifément de
ce qu'on vient de rapporter dans cette rémarque.

foufre, & par celle de l'antimoine avec
le foufre. Le poûmon, & toutes les partie du thorax tranfpirent indubitable-
ment ; fi cette tranfpiration réténoit
quelque élafticité , elle contrébalance-
roit l'action de l'air extérieur , & fuf-
pendroit l'expanfion du poûmon ; comme une plaïe de la poitrine fufpend la
refpiration du lobe du même côté , jufqu'à l'exclufion de l'entrée de l'air extérieur. L'air de la tranfpiration du thorax , eft par conféquent abforbé , &
cette tranfpiration dépourvûë d'élafticité. Les vapeurs fulphureufes ne détruifent le reffort de l'air qu'à un certain dégré ; car quand ce fluide en eft
foûlé jufqu'à une certaine quantité, il
ne s'abforbe plus d'air élaftique : Sa-
geffe heureufe de la Nature , fans laquelle l'air pourroit être gâté jufqu'à
une étendûë confidérable. Quoique
l'élafticité de l'air ne foit jamais tota-
lement détruite , elle l'eft cépendant
confidérablement dans quelques cas ;
& celle qui a été une fois perdûë , ne
fe récouvre jamais. La fuffocation des
animaux , & l'extinction des chandelles
dans les mines , procédent des vapeurs
fulphureufes. M. *Hales* , en faifant ref-

pirer à travers des morceaux de fla-
nelle, a trouvé le meilleur moyen de
prévenir la fuffocation immédiate, &
de mettre les hommes en état de fupporter, en cas de néceffité, l'air infecté
plus long-tems ; car ces piéces de fla-
nelle imbibent les exhalaifons nuifibles, comme il eft conftant par l'augmentation de leur poids : les fels opérent auffi fortément cet effet ; d'où ce
Savant a combiné ces deux corps enfemble, en trempant ces flanelles dans
une folution de fel marin, de fel de
tartre, ou dans du vinaigre de vin
blanc ; & par-là il s'eft encore mieux
mis en état de réfpirer l'air infecté. Les
vapeurs du vinaigre font réputées an-
ti-peftilentielles ; ce que les fels peuvent être auffi en abforbant les exhalaifons nuifibles. Beaucoup de gens,
qui ne refpirent jamais fur la furface
de la terre, vivent en bonne fanté dans
des mines de fel (-*a*) : il paroît fuivre

(*a*) Il y a en Pologne des mines de fel, une
fur-tout près de *Cracovie*, où à trois cent piés de
profondeur on trouve des chemins, des places
voûtées, & des efpéces de ruës, qui repréfentent
affez-bien une Ville foûterraine. M. *Chambon*

aussi de cette expérience de M. *Hales*, qu'une chambre, tapissée de quelque étoffe de laine, doit être saine, à raison des vapeurs des animaux, du feu, & des chandelles, ou autres exhalaisons nuisibles, imbibées par la tapisserie.

XV. Les expériences précédentes, fournissent la raison naturelle des souffrances de ceux, qui restent long-tems dans une chambre surchargée des vapeurs qu'on vient de nommer. Un *gallon* d'air est gâté dans une minute, par les vapeurs de la respiration, jusqu'à n'être plus respirable ; par conséquent un tonneau d'air de 63 gallons (*a*), ne suffiroit pas à un homme pendant une heure ; & s'il étoit renfermé dans le tonneau, cet air seroit gâté par les exhalaisons de tout son corps, dans $\frac{1}{3}$ du tems, ou environ 20 minutes ; ce

---

Médecin de Jean *Sobieski* Roi de Pologne, rapporte que les habitans de ces mines y sont rarément malades ; mais qu'ils n'y vivent pas long-tems. Il dit aussi que les chevaux deviennent fort gras dans ces mines, quoique très-maigres lorsqu'on les y descend.

(*a*) Ou 252 pintes de Paris.

que

que je crois répondre à l'expérience.
De-là 500 personnes enfermées dans
une chambre de la capacité de 500
tonneaux de 63 gallons chacun, qui
n'auroit aucune communication avec
l'air extérieur, séroient mortes, ou
tombéroient dans les convulsions, &
autres fatals symptomes, en 20 minutes,
ou en deux heures, dans une chambre
de 3000 tonneaux de capacité : ceci
n'est, à la vérité, jamais le cas, parce
qu'il y a toujours quelque issue pour
l'air intérieur, & quelque entrée pour
l'extérieur ; malgré cela, l'air devient
extrémement gâté, & nuisible, quoique
pas mortel. Les Dames, & autres personnes délicates passent une grande partie de leur tems dans des chambres extrémement closes, & qui reçoivent à
peine aucun air, qu'en ouvrant les portes, ou les fenêtres : ne pourroient-on
point déduire de-là quelqu'unes de
leurs maladies nerveuses ? Le feu, &
les chandelles infectent l'air, une
moyenne le gâte autant qu'une personne ; la flamme du prémier est aussi-
tôt éteinte que celle des derniéres par
les vapeurs sulphureuses, & la destruc-
tion de la force élastique de l'air : de-là

M

le feu nourri d'air frais, brûle très-ardemment, sur-tout dans le tems des plus fortes gélées. La chaleur, en affoiblissant le ressort de l'air, diminuë la force du feu ; la lumiére du soleil l'éteint, & un petit feu ne brûle pas bien, près d'un grand. (*a*) Le feu paroît être produit par l'action, & la réaction du soufre, & de l'air ; car le sel, l'eau, & la terre ne sont point inflammables. Il y a quelque chose d'analogue à ceci, dans l'homme. L'air affoibli dans son ressort, n'est pas si propre à la respiration, ni à aucune autre fonction animale. Nous savons par expérience que les asthmatiques ne peuvent point supporter l'air des chambres chaudes, ni celui des Villes, à cause de la grande quantité du chauffage, qui s'y consûme ; excepté en Été qu'elle en est moindre.

XVI. Quant à la force, ou la pression de l'air extérieur sur le poûmon ; elle n'est pas si grande, qu'elle a été estimée par quelques-uns, dont les calculs ont été rectifiés par un du Doc-

---

(*a*) M. Hales.

teur *Jurin*, qui ne fait cette preffion
guére plus grande que celle de la chûte
de la rofée. La force d'un foufflet de
maréchal faira hauffer le Mercure d'un
pouce : un foufflet n'a qu'une veffie, &
un poûmon humain en a des millions ;
or il faut plus de force pour tirer, &
chaffer l'air à travers une cavité de
200 pouces cubiques, diftribuées en
des millions de pétites cellules, qu'à
travers une feule de la même capacité, le frottément étant très-confidérable dans le prémier cas. Il faut une
force confidérable pour mouvoir un
foufflet de la capacité d'un poûmon
hûmain, avec un tuyau de la largeur
de la trachée artére, & il en faudroit
encore plus, s'il étoit divifé en autant
de cellules que le poûmon : il me paroît par conféquent, que la force de
l'air fur ce vifcére, eft au moins $\frac{1}{30}$ du
poids de l'Atmofphére ; mais quelle
que foit cette force, elle varie avec
la gravité, & l'élafticité de l'air ; d'où
la variation de ces qualités, doit avoir
des effets proportionels fur le mouvément du fang dans le poûmon. L'expanfion de ce vifcére par la refpiration, étant néceffaire à la circulation,

M ij

qui doit s'y faire, celle-ci fera plus aifée à proportion de cette expanfion ;
& tout ce qui arrêtera la circulation
dans le poûmon, empêchera la dilatation de cet organe : d'où il eft clair
que la refpiration doit influer fur le
pouls, quant à la fréquence, la force,
la dureté, ou la moleffe. Je laiffe à
déterminer aux obfervations futures,
s'ils gardent quelque proportion quant
au tems. Autant que j'ai pû l'obferver,
la fréquence d'un pouls naturel, eft à
celle de la refpiration, d'environ 10
à 3 ; j'infinuë uniquement ceci comme
une matiére digne de récherche. La
trop grande plénitude, de même que
la trop grande inanition du poûmon,
occafione un poux vîte. L'augmentation de la fréquence du poux dans
les animaux, qui meurent par la perte
de leur fang, eft une expérience très-
curieufe de l'ingénieux M. *Hales* (a).

(a) M. *Hales* rapporte cette expérience dans
fon *Hémoftatique*, où le Lecteur pourra la voir
dans peu de tems, dans la Traduction Françoife
qu'un favant Profeffeur en Médecine va donner
de cet excellent Ouvrage. J'ai crû cette Expérience trop longue, & accompagnée de trop de
circonftances pour la rapporter ici.

Une petite quantité de sang, circule avec plus d'aisance par le poûmon; le cœur agit, dans ce cas, comme un agent volontaire, qui, lorsqu'il a moins de fluide à pousser par des tuyaux, est en état de redoubler ses coups de pompe. Les expériences, & les calculs sur la force qu'employe le cœur à pousser le sang, ne déterminent point sa force absoluë; mais seulément celle qu'il exerce dans cette circonstance. Ce viscère met différens dégrés de force pour éxécuter la circulation, & conserver la vie de l'animal, suivant la quântité de la résistance qui lui est opposée. Quelques-uns ont supposé que le poids de l'Atmosphére étoit l'antagoniste des muscles, qui dilatent la poitrine; mais la résistance de l'air aux mouvémens, qui s'y éxécutent, est si petite, qu'on peut la regarder comme rien: lorsque l'inspiration est finie, l'air extérieur, & celui du dedans du poûmon, sont également en équilibre; d'où le prémier ne peut avoir aucune part dans le rélâchément des muscles dilatateurs. Un ingénieux compatriote a donné une solution de ce mouvément de restitution de la poitrine, que je n'ai pas encore examinée. La respiration est, en quelque maniére, sujette à la volonté; car on peut la suspendre pour un tems; & il y a des exemples, un du moins, dont j'ai ouï parler, de suffocation volontaire en réténant l'haleine. La continuation de la respiration, pendant le sommeil, n'est point une preuve qu'elle ne soit pas volontaire. Que dirons-nous des *Somnambules* ? Il y a des mou-vémens volontaires continués, sans qu'on y pense, pour éviter la douleur.

XVII. Les causes des vices de la respiration, font diverses: de ce nombre font 1°. tout ce qui gêne le mou-vément du thorax, & en diminuë la dilatation; comme la roideur dans le jeu des côtes, ou des cartilages; d'où il entre moins d'air dans le poûmon. 2°. Le gonflément du bas - ventre par quelque cause que ce soit, même par les vents, qui preffant le diaphragme, résistent à la contraction, & empê-chent par conséquent l'élargissement de la poitrine. 3°. La réplétion ou l'obstruction des vaisseaux du poûmon. 4°. L'humidité de toute espéce, dans les vésicules pulmonaires. 5°. La contrac-tion de leurs fibres par le picotément

de quelque fel. Toutes ces caufes, en
diminuant la cavité des véficules
pneumatiques, doivent proportionel-
lement diminuer la quantité de l'air
infpiré. 6°. Tout ce qui irrite, ou enflamme les mufcles, les membranes,
& autres organes de la refpiration,
porte obftacle à cette fonction, en la
rendant douloureufe, & pénible. 7°. Les
caufes, qui procédent des qualités de
l'air, comme les exhalaifons fulphureufes, ou la trop grande chaleur, qui
détruifent l'élafticité de ce fluide, ou
le rendent trop groffier pour pouvoir
entrer dans les véficules pneumatiques.
8°. Les vapeurs aqueufes; la moindre
quantité d'eau, qui entre dans la trachée artére, en doit être immédiatement rejettée par la toux. 9°. Les exhalaifons minérales acides, qui contractent incontinent les fibres des bronches,
& coagulent le fang: enfin il y a plufieurs autres caufes, trop longues à ra-
porter; mais qu'on pourra, peut-être,
réduire à quelqu'un des chefs mentionés.

XVIII. Ceux dont la refpiration eft
en faute, doivent néceffairement avoir
la fanguification imparfaite: le fang

la coagulation ; mais une trop forte le coagule actuellement : celle de l'homme approche fort du dégré de la coagulation. La chaleur du sang ne vient point simplement des parties salines, & sulphureuses, qu'il contient ; car les poissons ont plûtôt plus de sel, & d'huile, dans leur sang, que les animaux terrestres. La chaleur de ce fluide est l'effet du mouvément, & du frottément des particules élastiques ; d'où elle est plus grande dans le poûmon que dans aucun autre organe : il n'y a point de doute cépendant que ses particules salines, & huileuses ne le rendent plus susceptible de chaleur, par le mouvément, qu'un simple fluide aqueux.

XX. Quoique nous ayons tâché d'expliquer l'usage, & les effets de l'air, dans la respiration, autant qu'ils se présentent à nos sens, & qu'on peut les déduire des principes méchaniques ; nous sommes bien éloignés de penser que l'air n'ait plusieurs usages dans l'œconomie animale, dont nous ne ferons jamais en état de rendre raison ; & qu'il n'y ait dans ce fluide, quelqu'autre principe vital, qui le rend

fi néceffaire à la vie de tous les animaux. L'air introduit par d'autres paffages que le poûmon, comme dans la
veine cave, le conduit thorachique,
& même par l'anus, dans les inteftins,
rétablira le mouvément du cœur, dans
les animaux agonizans (*a*); celui de cet
organe, féparé du corps, & celui des
infectes, qui continuë quelque tems
après leur avoir coupé la tête, ceffent
immédiatement dans le vuide. *Hippocrate* a crû que l'air étoit le principe du
mouvément animal. La vie, qui eft
d'abord éteinte fans la communication
avec l'air extérieur, peut être rétablië,
dans l'inftant, par le moyen de ce

(*a*) Ceci eft prouvé par plufieurs expériences,
entr'autres par une faite à *Oxford*, par le Docteur
Walter Needham : il pendit un chien, & le laiffa
fufpendu jufqu'à ce que le mouvément du cœur
ceffât entiérement; il ouvrit très-promptement le
chien, fouffla dans le canal de *pecquet*, & re-
mit ainfi le fang en mouvément; par le même
moyen, le cœur commença à battre de nouveau,
& le chien récouvra la vie. *Thruſton de Reſpir. us.*
pag. 60 & 63, chez *Derham Theol. Phiſ.* Chap.
de la Reſpir.

L'on voit que foit qu'on foufflât dans la veine
cave, ou par l'anus, comme le dit M. *Arbuthnot*,
la même chofe arriveroit.

N ij.

fluide. Tous les animaux ont quelque
passage pour inspirer l'air extérieur.
Quelques insectes ont leurs trachées sur
la surface du corps (*a*), d'où il périssent
par le contact de l'huile, non comme
poison, mais en tant qu'elle exclut
l'entrée à l'air. *Borelli* suppose que l'air,
inspiré par une vibration, dépendante
de son élasticité, régle le mouvément
animal, à la maniére du pendule d'une
horloge. Cette hypothése est sujete à
plusieurs difficultés. L'air conténu dans
les liqueurs, n'exerce point son ressort
qu'il ne soit réüni en masses; il a toujours, à la vérité, le pouvoir de l'é-
xercer; mais il persévere dans un état
fixe, & divisé en ses plus pétites parties, jusqu'à ce qu'il soit délivré d'une
certaine quantité de la pression. C'est
en vain, félon moi, que plusieurs ont
tâché d'expliquer la force vitale de l'air;
d'où je conseillerois à ceux, qui trai-
tent de ces matiéres, de se contenter
de raisonner d'après les effets sensibles
de l'air, dont ils sont sûrs par l'expérience. Le poûmon étant d'une tex-

(*a*) Malpighius de Bombyce.

ture lâche, & délicate, avec une furface d'une plus grande étenduë que
celle de la peau, d'une température
beaucoup plus chaude, & expofé à
l'air extérieur, doit être extrémément
fenfible aux qualités de l'Atmofphére :
de-là le choix de l'air eft d'une grande
importance pour les perfonnes, qui
ont le poûmon délicat : la moindre
humidité dans ce fluide, doit occafio-
ner la toux. Quant à l'air chaud, le
poûmon ne fauroit fupporter long-
tems celui, qui l'eft plus que les liqueurs animales : la chaleur, & l'humidité enfemble produifent la putréfaction. Les pthifiques meurent fouvent dans un jour chaud : mais ces
deux qualités réfident rarément dans
l'air en même tems. On doit confidérer auffi, que toute méthode d'é-
chauffer les chambres, fans donner
iffuë aux vapeurs, peut dévénir dangéreufe au poûmon : d'un autre côté,
l'air extrêmément froid peut, par fon
contact, condenfer, & figer le fang
à travers les minces membranes des
vaiffeaux, & produire, par-là, des
inflammations, comme celles qui régnent ici, en hiver, & dans plufieurs

Pays , à l'occasion des bouffées de froid. Nous avons vû les effets de quelques exhalaisons froides , & humides , dans deux fiévres catherreuses épidémiques. L'air sec , & modérément chaud doit être favorable au poûmon ; de-là les Pays , où il a ces qualités , sont assés exempts de consomptions pulmonaires.

XXI. Outre ces qualités sensibles , & variables de l'air ; il peut y avoir des exhalaisons salines , qui affectent encore plus fortément le poûmon , non-seulément en contractant ses vésicules ; mais encore en corrodant les solides , & coagulant les fluides. Il paroît probable qu'il y a dans la *Grande - Brétagne* , une grande quantité de ces exhalaisons ; car elle abonde en eaux minérales : telle est l'eau , tel est l'air. Celui d'*Hollande* est plus bénin pour les poûmons délicats , que celui d'*Angleterre* , quoiqu'il doive être nécessairement plus humide ; mais il est exempt de vapeurs minérales , n'y en ayant point dans le Pays. Le poûmon étant le principal organe de la sanguification , le bon air doit aider à la séconde digestion: nous en éprouvons souvent les effets

dans les indifpofitions de l'eftomac,
ainfi que dans celles de la poitrine.
Enfin, l'air a tant d'influence fur les
fluides, & les folides du corps humain,
que c'eft un fait d'expérience que quelques perfonnes fe trouvent très-déran-
gées dans une efpéce d'air, & de tems,
& parfaitement bien dans un autre.
La caufe de ce changément fe préfen-
tera aifément à toute perfonne, qui entend la *Phyfiologie* de l'air, & la conftitution du malade : ceci feul rend la
nature, & les effets de l'air, un fujet
d'étude très - propre, parce que fon
choix fait fouvent une partie néceffaire
de l'avis du Médecin. On doit être très-
attentif, dans le ménagément des plaïes
de la poitrine, aux effets de l'air, lorfqu'il entre dans fa cavité ; car 1°. cet
air contrebalançant celui qui eft reçu
dans l'infpiration, doit empêcher l'expanfion du lobe du côté de l'ouverture.
2°. L'air, qui entre dans le *thorax*,
corrompt, & change en pus, le fang,
& les autres liqueurs animales. 3°. S'il
y a communication à travers le poûmon avec l'air, reçu par la refpiration,
ceci peut produire des mauvais fymptomes, & même la fuffocation ; quoi-

N iiij

que le cas arrive rarément. De-là la
pratique des Chirurgiens judicieux ,
a été de ne point panfer ces plaïes avec
des groffes tentes , qui, parmi les autres inconvéniens , ont celui de donner entrée à l'air , à chaque panfement.

CHAPITRE VI.

Concernant l'influence de l'Air dans les maladies , & les conftitutions humaines.

I. QUoique j'aye donné , en paffant ,
quelques obfervations , & raifonnémens généraux fur ce fujet ; je
crois qu'il démande un examen particulier. Les effets de l'air fur le corps humain , font auffi différens que le tems,
les climats, & les Pays. Leur *phyfiologie* eft très - obfcure , & très - imparfaite , non-feulément quant aux différentes qualités de ce fluide , (qu'il fera
toujours difficile de découvrir) , & à
leur maniére d'agir fur nos corps ;
mais encore quant à ce qui eft à la portée de l'induftrie , & de la fagacité

humaine. J'ose assûrer qu'une Histoire de faits, ou un Journal des maladies, comparées avec le tems, ténû durant un période considérable, & dans plusieurs endroits, nous conduiroit à une connoissance plus que conjecturale, sur cette matiére. Les anciens Médecins paroissent y avoir été plus attentifs que les modernes ; & ceux de ces derniers, qui y ont fait attention, n'ont peut-être pas fait peu de figure dans leur profession.

II. *Hippocrate* (a) croit qu'il est du devoir du Médecin, de considérer la situation, l'air, & l'eau d'une Ville, pour parvénir à la connoissance des maladies populaires de ses habitans, & de celles de leurs saisons : ses propres observations sur ce sujet, sont très-particuliéres, & supposent l'attraction de l'air par nos corps : par éxemple, il dit 1°. que les Villes exposées au soleil, & aux vents, & fournies, en même-tems, de bonne eau, sont exemtes de plusieurs maux, auxquels sont sujétes, celles qui se trouvent dans des circons-

***

(*a*) De aëre, locis, & aquis.

tances différentes. 2°. Que les Villes de la *Gréce*, à couvert des vents du Nord, étoient mal-faines. 3°. Que dans un Été fec, les maladies finiffent plûtôt que dans un humide, où elles font obftinées, & difpofées aux fuppurations; la chaleur, & l'humidité enfemble produifant la putréfaction. 4°. Que l'air froid occafione les fluxions, & l'enroüement. 5°. Que les fluxions féreufes, & la pituite furabondante, productions de l'hiver, rendoient les femmes fujétes à l'avortément, les enfans aux convulfions, & ceux qui fe trouvoient expofés au froid, aux inflammations des yeux, & du poûmon; & qu'au contraire, la chaleur, qui fuccédoit à une faifon humide, produifoit des dépôts féreux fur les yeux, & le bas-ventre, & des fiévres aiguës. Ce grand Homme prétendoit pouvoir prédire les maladies par le tems. 6°. Que le froid, environ la Canicule, s'il n'eft pas fuivi d'une Automne tempérée, eft dangéreux pour les femmes, & les enfans, produifant des fiévres quartes, & l'hydropifie, qui en eft la fuite. 7°. Qu'un hiver pluvieux doux, fuivi de vents de Nord, dans le Printems,

eft pernicieux aux femmes en couche,
produifant des fluxions fur le poûmon ;
des coliques dans les phlegmatiques,
& des inflammations, dans les bilieux.
8°. Que les obftructions, après le rélâchément, occafionent des paralyfies,
& la mort fubite, chez les vieillards.
9°. Qu'un Printems, & une Automne
pluvieux rendent l'Hiver mal - fain,
caufant des fiévres ardentes, dans les
perfonnes d'un âge moyen , & les
phlegmatiques ; la pleuréfie , & l'inflammation du poûmon, dans les bilieux. 10°. Qu'un Été fec avec des
vents de *Nord*, fuivi d'une Automne
humide , produit des maux de tête,
& des apopléxiës. 11°. Qu'une Automne féche , avec des vents de Nord,
eft bonne aux phlegmatiques, & mauvaife pour les bilieux ; parce qu'alors
les parties aqueufes, qui délayent la
bile, font abforbées. Toutes les autres
obfervations de ce grand Homme, fur
les maladies des faifons de l'année, autant qu'elles dépendent de la température de l'air, ne font pas moins judi-
cieufes. Il confeille de faire attention
à la conftitution de l'air, dans les opérations chirurgicales ; il excepte les

Solstices, pour la *Lytothomie*. Ce qu'il dit des équinoxes, du léver, & du coucher des étoiles, paroît être chimérique, & conforme aux opinions de son siécle. Il va encore plus loin; il attribuë les différentes tailles, traits, & tempéramens des hommes, & même leurs diverses formes de gouvernement, à la différence de la constitution de l'air : il prétend que les Pays fertiles de l'*Asie* produisent de grands, & beaux animaux, à raison de la chaleur, & humidité modérées : que la douceur du climat de cette partie du monde, rend ses habitans moûs, & efféminés, incapables de supporter le travail, & la fatigue, comme font les *Grecs*; [les fréquens changémens qui arrivent dans le corps, affectant l'esprit] que de-là les *Asiatiques* sont moins hardis, moins courageux, & disposés à l'esclavage, d'où ils tombent aisément sous les Monarchies : que cépendant ils n'abandonnent pas volontiers leurs aises, & leurs familles, & n'hazardent pas de bon cœur leur vie, pour procurer à leurs Maîtres, une Puissance, & des richésses, dont ils ne rétirent eux-mêmes aucun avantage : que de

l'autre côté les *Grecs*, & les *Afiatiques*
feptentrionaux , étoient hardis , &
guerriers ; & qu'étant leurs propres
maîtres , ils fubiffoient de bon gré des
dangers , d'où ils rétiroient le béné-
fice. Il dit enfuite , écrivant fur le
même fujet , que l'égalité de la température de l'air , rendoit les *Afiatiques* ,
pareffeux ; que la grande variété du
froid , & du chaud , en Europe , affectant différemment le corps , affec-
toit pareillement l'efprit , & rendoit
les *Européens* , actifs ; que l'activité en-
gendrant le courage , & le courage les
Loix pour affûrer leur propriété , ils
étoient autorifés par ces Loix à percévoir les fruits , & la récompenfe de
leur induftrie. Ce bon Vieillard ne
paroît point avoir été ami des Mo-
narchiës. Les *Phafiens* , dit-il , font ,
à raifon de l'exceffive humidité de leur
air , grands , mols , bouffis , pâles.
Il ne fauroit y avoir de meilleure Phy-
fique que celle-ci ; car ces effets procédent des fibres lâches , & ces derniéres de l'exceffive humidité. Les
Montagnards [c'eft encore *Hippocrate*
qui parle] font féroces , & actifs ;
ceux qui habitent des plaines fertiles ;

avec des eaux croûpiſſantes, le contraire. Les habitans des endroits ſecs,
& ſtériles, ſont vains, & obſtinés. Un
terroir gras produit un entendement
groſſier; un ſtérile, avec des hivers
froids, rend prompt, d'un tempérament chaud, hautain, & vif d'ap-
préhenſion. Dans ce Livre de *Flatibus*,
s'il eſt à lui, il attribuë à l'air, les
cauſes de toutes les maladies, particuliérément des peſtilentielles. Dans
ſon Livre *De Morbo Sacro*, il va encore
plus loin, & avance que l'air donne
le ſentiment, la vie, & le mouvément aux membres.

III. Ses excellents Livres des indiſpoſitions épidémiques, contiénent une
Hiſtoire des maladies, & des ſaiſons;
d'où il a tiré pluſieurs des obſervations mentionées, avec bien d'autres:
on peut y obſerver par tout une grande
conformité, entre la conſtitution de
l'air, & celle des maladies, comme
on pourroit en donner pluſieurs éxemples. La conſtitution qu'il décrit dans
ſa prémiére Section, eſt une Automne
humide, un Hiver ſec, avec des vents
de Nord; un Printems froid, & un
Été doux: d'où il a obſervé quelques

fuppurations. Celle qu'il rapporte dans
fa féconde, eft une Automne humide
auffi, un Hiver de même, & enfuite
froid; un Printems froid, avec des
vents de Nord: les productions naturelles de cette année froide, & humide, furent des inflammations aux
yeux, des coliques, des cours de
ventre, beaucoup de fluxions, des
fiévres catherreufes, quelques fiévres
continuës, tierces, demi-tierces, quelqu'une de quartes, fans être accompagnées de beaucoup de foif, ni d'hémorragië; des catherres, des dépôts
fur les jointures; en un mot tous les
effets de l'air humide, imbibé par le
corps. Ce qui paroît rémarquable dans
la conftitution de fa troifiéme Section,
eft un excès de féchéreffe, comme un
Hiver froid, & fec; un Printems, &
un Été de même: cette année fût nota-
ble en paralyfies, (comme la derniére
(*a*) le fut à *Londres*, après une grande
féchéreffe) dyfenteriës, hémorragiës
de toute efpéce; effets du refferrement
des fibres par le froid, & la féchéreffe;

(*a*) L'auteur veut dire l'année 1732.

en fiévres continues avec soif, & délire,
maladies les plus dangéreuses, pour les
gens jeunes , & vigoureux ; en friſſons
conſidérables, & fréquens, dans l'hiver , & l'été, qui fûrent froids, l'un &
l'autre. Dans ſon ſecond Livre, il attribuë la fréquence des charbons, en
Été, aux grandes chaleurs ; & il obſerve que les ſueurs ſuccédoient aux
groſſes pluyes ; l'humidité rélâchant :
que les fiévres ardentes étoient très-vio-
lentes dans un Été chaud , & ſec ; que
dans le tems conſtant, les maladies ſont
plus uniformes , & plus aiſément terminées , & au contraire. Enfin qu'en
tems variable, celles du Printems, ſont
les moins pernicieuſes. Il rémarque
auſſi, dans ce même Livre , qu'un Hiver doux , avec des vents de *Sud* , un
Printems ſec, & un Été avec des pétites pluyes, comme la roſée , étoient
accompagnés de fiévres, & de *paro-*
tides. Il décrit dans la troiſiéme Section de ſon troiſiéme Livre, une eſpéce
de ſaiſon peſtilentiele, qui fût un Hiver
rude , ſuivi d'un Printems chaud pluvieux , & d'un Été extrêmément chaud,
ſans vents ; conſtitution qui eſt aſſés
ſemblable à celle de l'année de la peſte
de

de *Londres* : cette année décrite par *Hip-pocrate*, fut rémarquable par toutes les espéces d'éruptions inflammatoires sur la peau, & toutes les maladiës de pour-riture. Il observe dans le sixiéme Livre, que les fréquens changémens des vents, du *Nord* au *Sud*, produisent des inflam-mations dans le poûmon ; & qu'en gé-néral la constitution particuliére de chaque saison, sélon qu'elle arrive plû-tôt, ou plûtard, séche, froide, chau-de, avec, ou sans vents, détermine la nature des maladies. Voilà quelques éxemples de la sagacité de ce grand Homme, & de sa profonde applica-tion à cette partie de sa profession, qui régarde l'influence de l'air sur les cons-titutions humaines ; en quoi il a été, sans doute, aidé par les observations de ses prédécesseurs ; & j'espére faire voir dans la suite de ce Chapitre, qu'un grand nombre de ses rémarques, celles même qui paroissent les plus imagi-naires, dépendent de causes naturelles, conformes à leurs effets.

IV. Le sujet de l'influence de l'air sur les constitutions, & les maladies du corps humain, n'a point été traité, comme je l'ai déja observé, par les

O

Médecins modernes, avec l'exactitude
qu'il mérite. Les observations de cette
espéce ne font qu'en petit nombre ; &
il n'y en a aucune fuite dans aucun Païs.
Ce qui répandroit le plus de jour fur
cette matiére, féroit un récueil d'obfervations dans les Contrées, où les
qualités de l'air ont des excès extrêmes ;
& où les faifons, & ces excès, avec les
maladies, qui en dépendent, font réguliers : l'*Egypte* répond, en partie, à
toutes ces intentions : il eft arrivé heu-
reufement qu'un Médecin illuftre, qui
a vécu, & pratiqué quelque tems parmi les *Egyptiens*, nous a donné un fort
bon Traité de la conftitution de leurs
faifons, & de leurs maladies populaires.

V. L'*Egypte* a l'*Ethyopie* au Midi, la
Mer Méditerranée au Septentrion, l'*A-
rabie* à l'Orient, & la *Barbarie* à l'Occi-
dent. Le *Grand-Caire*, où *Profper Alpin* a pratiqué, eft au 30 dégré de latitude Septentrionale, 6 dégrés, félon
Ptolomée, au-de-là du *Tropique* du *Cancer* ; d'où il faut, qu'il fuppofe l'angle
de l'équateur avec l'écliptique, de 24
dégrés 30 minutes, ce qui eft plus
qu'on ne l'obferve être à préfent. Le

Grand-Caire eft fitué au pié des Montagnes de l'*Arabie Pétrée*, qui fe trouve
vers l'Orient. Il eft entiérément expofé
aux vents du *Nord*, qui foufflent fur la
Méditerranée : il a du côté du Midi, un
terroir chaud fabloneux ; enforte que
les altérations du froid, & du chaud,
félon que les vents foufflent *Nord*, ou
Sud fur la Méditerranée, ou fur cette
terre fabloneufe, font exceffives : mais
ces altérations par les autres vents, ne
font que légeres, à caufe de la fituation de cette grande Ville près des *Tropiques* : fon terroir étant fabloneux, fer-
tilifé uniquement par la *Vafe* du *Nil*,
& privé de pluye, la terre y donne à
peine aucune tranfpiration aqueufe ;
d'où l'air ne réçoit aucune humidité
que de la furface du *Nil*, durant fon
inondation ; ou des vapeurs, apportées
de la Méditerranée par les vents du
Nord : de ces caufes, l'air eft extrémément chaud, & les chaleurs du *Tropique* feroient infuportables fans le fécours de ces vents : elles font quelquefois fi violentes, que les habitans font
obligés de s'en défendre par plufieurs
artifices ; comme les fontaines dans le
milieu de leurs maifons ; l'air frais ap-

porté des grotes, à travers des tuyaux ; & les édifices fort élévés, dont l'ombre met les ruës à couvert de l'ardeur du soleil : ajoûtés à tout cela la diéte tempérée. L'air est quelquefois, pendant les chaleurs des *Tropiques*, si fort humecté, & rafraîci par les vents de *Nord*, & la surface du *Nil*, que les maladiës aiguës, & pestilentielles sont suspenduës par cette constitution de l'Atmosphére. Les habitans de ces Contrées sont plus souvent attaqués de maladies catherreuses, que ceux des Pays Septentrionaux, leur corps étant plus délicat, & ses pores plus ouverts, à cause de la chaleur précédente. Quant à leurs saisons, leur Printems dure dépuis le commencement de Janvier jusqu'au mois de Mars : leur Eté est double ; le prémier s'étend dépuis le commencément de Mars juqu'au *Solstice*, & le fécond, du *Solstice* au commencement de Septembre ; ce dernier est plus constant, plus sain, & moins brûlant que le prémier, à cause de la différence des vents, & autres causes dont nous parlérons ci-après. Leur Automne dure Septembre, & Octobre, & leur Hiver Novembre, & Décem-

bre. L'extréme chaleur du prémier Eté,
procéde des vents chauds, de *Sud*, &
de *Sud-Eft*, appellés *Campfin* par les
gens du Païs, de leur durée de 50 jours;
quoiqu'ils n'ayent aucun tems déter-
miné, durant quelquefois plus de trois
mois, & régnant communément Mars,
Avril, & Mai. Ils foufflent fur les fa-
bles, qu'ils élévent en nuées, jufqu'à
obfcurcir quelquefois le foleil. Il régne,
pendant ce tems-là, plufieurs maladiës épidémiques, particuliérement
des inflammations d'yeux; une fiévre
que les habitans appellent *Demelmuia*,
accompagnée de délire, & fouvent
mortelle dans quelques heures; & enfin la pefte méme. Cette extréme chaleur a des interruptions foudaines de
froid, qui rendent la fanté encore plus
mauvaife. Les *Egyptiens* vivent fous
terre durant le *Campfin*. La chaleur,
qui par le cours du foleil, dévroit être,
dans fa plus grande force, en Juin,
& Juillet; eft alors fi modérée par les
vents de *Nord* humides, qui foufflent
fur la *Méditerranée*, & par le débordement du *Nil*, que les habitans récouvrent leur fanté, & fément leur
grains dans les mois de Septembre, &

d'Octobre (*a*) : ils ont rarément, en hiver, de la neige, de la gélée, de la pluye, ou autre chose que de la rosée ; si ce n'est, dans quelques endroits, qui, bordant la *Méditerranée*, en reçoivent des nüages. Ainsi les vents, qui régnent, en *Egypte*, sont ceux de *Sud*, soufflant, pour ainsi dire, comme d'un four ; & ceux de *Nord*, froids & humides, sur la *Méditerranée* ; ces derniers se font sentir, peut-être, les deux tiers de l'année, & durant les plus fortes chaleurs. Le débordément du *Nil*, qui est, comme nous vénons de le dire, une des causes, qui tempérent la chaleur, & la séchéresse, s'étendant dans les Montagnes de l'*Ethyopie*, se porte vers le *Nord* de près de 30 dégrés. Ce Fleuve a toûjours commencé, de mémoire d'homme, à enfler le 17 de *Juin* (b). Nouveau

---

(*a*) M. Rolin dit, *Hist. anc. T. I.* que c'est ordinairement dans les mois d'Octobre & de Novembre : mais ceci dépend de la durée de l'inondation.

(*b*) M. *Baillet* qui a résidé au **Caire**, en qualité de Consul François, & qui a été par conséquent à portée de s'éclaircir par lui-même de toutes les

ftile, par les pluyes, qui tombent fur
ces Montagnes : il s'éléve , chaque
jour, d'environ 8 à dix pouces , &

---

particularités qui régardent l'inondation, nous dit
dans fa defcription de l'Egypte, qu'en général ,
& ordinairement l'accroiffement des eaux du Nil
commence dans les derniers jours du mois d'A-
vril, & au commencement de Mai : qu'il eft vrai
que cet accroiffement eft prefque infenfible, &
continuë de même une grande partie du mois de
Juin ; enforte qualors on n'y trouve pas fouvent
une coudée d'augmentation. Enfin au Solftice
d'Eté, elle eft déja confidérable ; & le jour de la
Saint Pierre on commence à annoncer au Caire la
hauteur du Nil, en joignant à celle qu'il avoit
lorfqu'on la mefuré à la fin du mois d'Avril , &
dans fa plus grande diminution , ce que la croif-
fance des derniers jours d'Avril,& celle des mois de
Mai , & de Juin y ont ajoûté. Dès que le Nil eft
arrivé à la hauteur de feize coudées (la coudée
dont on fe fert en Egypte eft de deux piés de Roi)
on eft obligé d'ouvrir le canal qui paffe au travers du Caire ; enfin lorfque l'augmentation
monte jufqu'à 24 coudées , fuppofé que le Fleuve
s'éleve jufques-là ; on publië qu'il s'étend d'une
montagne à l'autre ; mais s'il paffe cette hauteur ,
ce qui eft auffi funefte à l'Egypte, que celle de 22
coudées lui eft avantageufe, on ceffe la publica-
tion ; parcequ'elle ne ferviroit alors qu'à détruire
de plus en plus les efpérances publiques, & à
augmenter la confternation. *Baillet. Defcrip.*
de l'Egyp. pag. 56. 57.

commence à baisser dans le mois d'*Août*, diminuë jusqu'à Novembre, qu'il est ordinairement rentré dans son lit. Les limites de sa hauteur sont depuis 26 coudées (*a*), le plus haut, jusqu'à 18,

---

(*a*) La variété qui s'observe parmi les Auteurs sur la mesure de l'accroissement des eaux du Nil, vient en grande partie, selon toutes les apparences, de ce qu'ils n'ont pas indiqué ce qu'ils entendoient exactement par *Coudées* ; puisque *Strabon* rapporte, que lorsque le débordement du Nil montoit à 12 coudées, la fertilité étoit grande ; & que Pline rémarque qu'il falloit pour cela qu'il fût porté jusqu'à 16 ; que la hauteur de 12 ou 13 coudées menaçoit de famine, & que l'inondation qui passoit les 16, dévenoit dangéreuse. Nous nous en rapporterons encore ici à l'autorité de M. *Baillet*, qui nous dit, dans l'endroit déja cité, que la coudée dont on se sert *au Caire*, pour connoître l'élévation de l'eau, contient 24 pouces, ou deux piés de Roi, & qu'il faut que l'accroissement monte jusqu'à 24 coudées, que les Egyptiens appellent *Draa*, pour être capable de couvrir toutes les terres.

Il ne paroît point que M. *Arbuthnot* se serve ici exactement de cette mesure ; puisque 18 de ces coudées sont plus que suffisantes, contre ce qu'il avance, pour produire simplement l'inondation, ou faire sortir les eaux du Nil, du lit de ce fleuve ; car lorsqu'elles sont arrivées à la hauteur de 16 *Draas*, on est obligé, comme nous l'avons vû dans la rémarque précédente, d'ouvrir le le canal qui passe à travers du Caire.

le

le plus bas ; le terme moyen eſt de 24 ; la hauteur de 18 eſt ſimplement ſuffiſante pour faire déborder le Fleuve. Son eau ne rafraîchit pas ſeulément l'air d'une humidité douce ; elle eſt encore la boiſſon la plus délicieuſe du monde, lorſqu'elle a été purifiée par la dépoſition de ſon ſédiment. Elle opére la cure, comme l'a éprouvé *Proſper Alpin*, de la plûpart des maladies, où il faut délayer, & pouſſer par les urines, ou par les ſueurs. Les nüages, qui durant la crüë du *Nil*, paſſent ſur l'*Egypte*, emportés par les vents du *Nord*, tombent, ſans doute, ſur les Montagnes, & contribuent à humecter, & à rafraîchir l'Atmoſphére. *Proſper Alpin* ajoûte foi à l'expérience de juger de l'accroiſſement du *Nil*, par une motte de terre, priſe de ce Fleuve, & deſſéchée; dont le poids commençant à augmenter quand le *Nil* commence à groſſir ; les habitans du Pays jugent par la quantité de cette augmentation, de celle de l'inondation. Il eſt certain que la terre ſe gonfle par l'humidité ; il eſt probable auſſi que la quantité de l'humidité peut être la méſure de celle de la pluye, & cette derniére celle de l'inondation : mais une éponge pour-

P.

roit être un meilleur hygrométre que
la terre du Fleuve.

VI. Il y a plusieurs choses rémarquables dans la constitution de l'air
d'*Egypte*. La transpiration de la terre,
qui y est sabloneuse, & stérile, ne sauroit altérer beaucoup l'air ; les exhalaisons de ce fluide lui vénant principalement de la surface de l'inondation, ou
du limon qu'elle laisse après elle. La
chaleur, & la séchéresse extrémes de
l'air par les vents de *Sud*, qui soufflent
sur les sables ; l'humidité qui leur
succéde à raison des nüages, fournis par la *Méditerranée*, & l'inondation ; la diminution des chaleurs d'entre les Tropiques par les vents de
Nord, les vapeurs de l'eau croûpissante,
& corrompuë, après le débordément,
& enfin la tempérance, & la diéte
réguliére de la plûpart des habitans,
doivent fournir de belles expériences
des effets de l'air sur les constitutions
humaines. En conséquence, ceux qui
travaillent, ménent une vie dure, &
ne peuvent point se défendre contre
les injures du vent, principalement
sec, & chaud, sont extrémément maigres, & mal-propres ; les riches, au-

contraire, ufant d'une bonne nourriture, & fe garantiffant de la chaleur, &
de la féchéreffe par le bain, & la boif-
fon de l'eau du *Nil*, font fouvent gras.

VII. L'air d'Egypte, privé des qualités nuifibles de la tranfpiration de la
terre, feroit extrêmément fain, fans
les caufes accidentelles, mentionées
ci-deffus; de forte que ceux qui favent
fe défendre contre ces accidens, par-
viénent à un grand âge. Les changémens fréquens de froid, & de chaud,
de féchéreffe, & d'humidité, produifent toutes les maladies de l'efpéce ca-
terreufe, les indifpofitions gouteufes,
&c; & par la forte tranfpiration, la lépre, & même l'*Eléphantiafis* (a). Les effets d'un air chaud fec, à raifon des
vents de *Sud*, foufflant fur un Pays
fabloneux, fe font fortément fentir;
comme les maladies inflammatoires,
mais particuliérément une fiévre violente, accompagnée de phrénéfie; ap-

(*a*) On croit que cette maladië eft appellée
aïnfi, parce que ceux qui en font attaqués, ont,
comme les Eléphans, la peau dure, inégale, rude,
& difforme; & que peut-être les *Eléphantiques* ne
peuvent pas fupporter le froid non-plus que ces
animaux. Cette maladie eft auffi appellée Ladré-
fie, lépre des Arabes, &c.　　　P ij

pellée *Demelpuia*, mortelle dans peu
d'heures. Les habitans de cette Con-
trée sont pareillement sujets à tous les
maux, qui peuvent être occasionés
par une eau corrompuë, & croûpissante, & les exhalaisons qui s'en élévent par la chaleur, après que l'inondation est passée: ces maux sont souvent pestilentiels; d'où, ceux qui le
peuvent, habitent loin du lit du Fleuve: d'un autre côté, les Egyptiens,
éprouvent tous les bons effets de la diminution de la chaleur, & de la séchéresse par les vents de *Nord*, & le
débordément du *Nil*.

VIII. Les maladies pestilentielles sont
fréquentes en Egypte : l'opinion commune du peuple, est, qu'elles lui sont
apportées de la *Syrië*, de la *Barbarië*,
& de *Constantinople*. Tout ce que je puis
inférer de là, est que la peste a quelque
chose d'infamant, ainsi que de terrible,
& qu'aucun Pays ne veut l'avoüer pour
sa production; car ceux de Constantinople avancent qu'elle leur vient d'E-
gypte : mais ce qui démontre, à mon
avis, que la peste est *endémique* à l'E-
gypte, c'est son invasion, & sa cessa-
tion réguliéres, dans certaines saisons,

commençant environ le mois de Septembre, tems du décroissément du *Nil*, & finissant dans le mois de Juin, celui du débordément : dans le prémier cas se trouvent toutes les causes de la putréfaction, comme la chaleur, les exhalaisons corrompuës, & point de gélée pour en suspendre les effets. Mais ce qu'il y a de surprénant, la peste, & les fiévres occasionées par la chaleur du *Campsin*, sont dissipées par les vents de Nord, & le débordément du *Nil*. La qualité de ces vents, pour arrêter le progrès des maladies pestilentielles, a été observée par tous les anciens Médécins. *Prosper Alpin*, pour prouver que la peste dépend de la température de l'air, rémarque que l'infection, & même le danger des habits infectés, & des meubles, finissent au tems du gonflément du *Nil*. Outre la fraîcheur que les vents du Nord apportent dans l'air, ils peuvent dissiper les vapeurs corrompuës; & le débordément du *Nil* entraîner l'eau croûpissante. *Hippocrate*, & *Galien* ont observé que les vents *Alizés*, ou de *Nord*, soufflant en Été, rendoient la saison saine. Cette observation est plus sensible dans les Pays chauds, que dans le nôtre.   P iij

IX. J'ai crû les effets de l'air, dignes de récherche, dans les Tropiques, &, particuliérement dans quelque endroit de sous la ligne : il est arrivé heureuse-ment que *Bontius*, très-savant Médé-cin, nous à laissé une description de l'air, & des maladies de *Java*. Quoi-que la situation de cette Isle, sous la ligne, doive la rendre chaude, & par conséquent, comme quelqu'un le croi-roit, extrêmément séche ; cet Auteur nous dit qu'elle est humide, à raison des grandes quantités de pluye, & d'eau croûpissante ; & que la qualité pourrissante de l'air, occasionée par cette chaleur, & cette humidité, & peut-être par les sels, qui en résultent, se manifeste clairément dans les hardes, & la roüille des métaux : d'où aussi il est vif, & perçant. Tous les habi-tans des Pays chauds, éprouvent cette sensation de la qualité froide, & per-çante de l'air, après les grandes cha-leurs, laquelle vient principalement, peut-être, du rélâchément des pores de la peau, par la chaleur précédente ; les corps qui se trouvent dans ces cir-constances, dévant imbiber l'air exté-rieur plus vîte. Dans l'Isle de *Java*, ainsi qu'en *Egypte*, les vents de *Nord* rendent l'air fain, en tempérant l'extrême chaleur; quelques vents de terre, emportant avec eux les vapeurs corrompuës, font fouvent le contraire. Le terroir étant ici gras, & fertile, envoye des exhalaifons, compofées de particules actives, & volatiles, qui fertilifent la terre, mais qui font nuifibles au corps humain. Les faifons ne peuvent point fe diftinguer, dans cette Ifle, par leur chaleur, à caufe de la pétiteffe de fa latitude : elle n'en a que deux ; celle qu'on peut appeller fon hiver, eft la faifon pluvieufe : elle eft accompagnée des maladies, qui dépendent de la putréfaction. Les habitans méfurent leurs faifons du chaud, & du froid, par les tems du jour ; les matinées, & les nuits font fraîches, à caufe de l'abfence du foleil, & des vents de Mer : la chaleur brûlante du milieu du jour, rend les gens incapables de vaquer à leurs affaires.

X. Les maladies populaires de *Java*, font, 1°. une efpéce de paralyfie, appellée par les habitans de cette Ifle, & de quelqu'autre Pays des *Indes Orientales*, *Beriberium* : cette incommodité eft

P iiij

caufée par l'air froid, reçu par les pores de la peau, extrêmément rélâchés auparavant par la chaleur : d'où elle attaque ceux, qui s'expofent imprudemment à l'air du matin, ou qui fe découvrent la nuit. 2°. La *Catalepfië*, occafionée par la qualité pénétrante de l'air, imbibé par les corps rélâchés. Dans cette indifpofition, le malade vient roide, femblable à une ftatuë, & meurt dans peu d'heures. 3°. Les diarrhées, & les dyfenteries, produites par la même caufe ; de même que par les fuppreffions foûdaines de la tranfpiration, & le grand ufage des fruits froids : ces maladies nous viennent en Automne, des mêmes fources. Il eft conftant par l'obfervation, que les grandes chaleurs exaltent la bile, & cela, peut-être, en diffipant par la forte tranfpiration, les particules aqueufes, deftinées à délayer cette humeur ; d'où le *Cholera Morbus*, & les autres maladies du foye, font communes, & fatales dans les *Indes Orientales* : les hydropifies régnantes dans l'Ifle de *Java* font une fuite des indifpofitions de ce vifcére. 4°. Les *Atrophies* y font pareillement fréquentes. Les fièvres y font

rarément intermittentes ; mais le plus
fouvent continuées , accompagnés ,
comme durant le *Campfin* en Égypte,
de phrénéfie , avec d'autres terribles
fymptomes , qui emportent le malade
en peu de tems. Le même Auteur décrit une efpéce de fiévre des Ifles de
Solor, & de *Timor*, avec des fymptomes très-particuliers : fi elle a de l'in-
termiffion, le patient eft faifi de convulfions, reffemblantes au *Chorea Sancti
Viti* (a). Les habitans attribuent cette
maladië aux exhalaifons de l'arbre du
Santal. Ceux qui s'expofent à l'air de
la nuit, font attaqués de crachément
de fang , & d'ulcére dans le poûmon.
Le même Savant rémarque que l'aveu-
glément eft commun fur les Côtes des
Ifles *Amboines* , & *Molucques*, lequel
ces Infulaires raportent à l'ufage im-
modéré du Ris chaud ; d'où vient qu'ils
l'expofent à l'air, après qu'il eft cuit.
Ils pourroient bien fe tromper auffi,

(*a*) Efpéce de convulfion dans la tête, les bras,
les mains, les jambes , &c. occafionnant mille
geftes,& contorfions fi bizarres , fur-tout en portant le verre,& les alimens à la bouche, qu'à peine
les Spectateurs peuvent s'empêcher de rire.

quant à la cause de cette dernière incommodité.

XI. Les maladies du *Fort S. Géorge*,
quoique dans le 14 dégré de latitude
Septentrionale, ressemblent fort à celles
de *Java*, décrites ci-dessus : lorsque le
vent d'*Oüeſt* souffle dépuis Avril juſqu'à
la fin de Juillet , il rend l'air ſi chaud ,
& ſi ſec, que ſans les vents frais de
Mer , qui viennent du *Sud - Eſt* les
après-midis , les habitans ne ſauroient
le ſupporter. Les effets de cette chaleur ,
ſont un ſang épais , des indiſpoſitions
inflammatoires , des fiévres accompagnées de phrénéſies ; le *Cholera-Morbus*,
le *Beriberium* , qu'on appelle ici *Bar-
biers* , ſemblable à celui de *Java* , &
dépendant de la même cauſe. Le vent
de *Nord-Eſt* souffle communément dépuis le milieu d'Octobre , juſqu'au
commencément , ou au milieu de Décembre ; & ce tems conſtituë le *Mon-
ſon* (*a*) , ou ſaiſon pluvieuſe de l'en-

(*a*) C'eſt le nom qu'on donne dans les *Indes
Orientales* , à des vents d'*Oüeſt* très-froids , qui
ſoufflent , certains mois de l'année , du ſommet
des Montagnes , entre , & près les Tropiques ; &
qui apportant beaucoup d'humidité , occaſionnent des grandes pluyes.

droit dont nous parlons : lès maladies les plus rémarquables de cette saifon , font des diarrhées obftinées , caufées par l'humidité , & la froideur de l'air : je crois qu'on trouvéra généralement vrai , qu'une faifon humide produit des caterres , ou dépots féreux de toute efpéce , ainfi que des fiévres putrides , & intermittentes ; car elles font continuës durant les chaleurs extrêmes. L'air eft tempéré au *Fort S. Géorge* , dépuis Décembre jufqu'à Mars : les maladies aiguës qui y attaquent alors , font furtout la pétite vérole , moins dangéreufes que celles qui fe font fentir dans une faifon plus chaude.

XII. Les effets de l'air extrêmément froid , fe trouvent dans les Journaux de ceux qui ont navigé dans les grandes latitudes Septentrionales , ou paffé l'hiver en *Groenlande* , & autres Pays femblables. Ces effets , dont nous avons parlé au N°. XVI. du III. Chapitre , doivent être très-différens de ceux de l'air chaud , & détruire les hommes par des accidens oppofés. Il femble par ce que *Jofeph d'Acofta* dit du froid d'une Montagne du *Pérou* , qu'il excéde même celui de *Groenlande* ; fon effet fatal

sur le corps humain étant plus soûdain.
Le Lecteur s'apercévra aisément par le
peu d'obfervations, ramaffées dans ce
Chapitre, qu'une notion générale du
tems, & des maladies des différens
Pays, pourroit fervir de bafe à une con-
noiffance prefque fcientifique, très-utile,
& digne des récherches de l'homme.

XIII. Quelques Médécins modernes
nous ont laiffé des obfervations fur les
faifons, & les maladies épidémiques
de leur tems, comme *Ramazini*, Médécin de *Modéne*, qui s'eft diftingué
par plufieurs piéces ingénieufes, qu'il
a publiées dans fon Hiftoire des Conftitutions des années 1690, 1691,
1692, 1693, 1694, & des maladies
épidémiques des environs de *Modéne*,
& Pays circonvoifins. Il y a plufieurs
chofes rémarquables dans l'année 1690:
Après quatre, ou cinq années de grande féchéreffe, fuivië d'une grande
abondance, il commença à tomber,
dans le Printems de 1689, des pluyes
confidérables, qui fûrent fuivies d'une
nielle très-pernicieufe au blé, & aux
légûmes : ces pluyes augmentérent encore, & continuérent l'année 1690,
avec cette pefte parmi les végétaux,

fouvent fuivië, félon l'obferyation de *Ramazini*, de maladies épidémiques chez les hommes. Toute l'année fût froide, accompagnée de nüages, de pluye, & d'un grand débordément du *Pô*, & des autres riviéres, tout le Pays étant couvert d'eau. Ce qu'il y eut de rémarquable, eft le filence des fauté-relles, le croaflément des grénoüilles ; & que les abeilles ne firent point de miel. Il n'y eut point de maladies notables dans l'hiver, parce que la chaleur n'avoit pas commencé d'éléver les vapeurs : le Printems fût abondant en fiévres intermittentes, qui fe multipliérent encore, & fe terminérent, l'Été, en double-tierces, qui fûrent les plus épidémiques, connuës jufqu'a-lors. Elles ne fûrent pas extrêmément mortelles, (excepté parmi les enfans, & les femmes délicates,) eu égard au grand nombre de perfonnes, qui en fûrent attaquées : il n'y en eut point de continuës. La campagne étoit plus mal-faine que les Villes (*a*). Il y eut

_____

(*a*) Quoique les campagnes foient générale-ment plus faines que les Villes, fuivant ce qui a

une quantité extraordinaire de vers
dans le corps humain ; des parotides,
des diarrhées avec suppuration, &
toutes les indispositions caterreuses :
les animaux fûrent maladifs ; le bétail
eut des éruptions aux environs de la
tête. Ce qu'il y eut encore de plus rémarquable, est que les accès qui sur-
vénoient la nuit, étoient les plus mauvais, & accompagnés d'une grande
foiblesse, jusqu'au lever du soleil, la
fiévre dépendant d'acidité plûtôt que
de bile ; raison qui rendoit généralement le quina sans effet, & l'usage copieux du vin, communément utile (*a*).

été dit plusieurs fois dans ce Traité, le contraire
arriva cépendant dans le cas présent, à cause de
la grande quantité de vapeurs élévées par la chaleur de l'Eté, de la superficie de la terre, inon-
dée précédemment ; vapeurs auxquelles les Villes
ne fûrent pas immédiatement exposées, ne récé-
vant que celles, qui pouvoient leur être apportées
par les vents.

(*a*) La constitution de l'année 1690, & la nature du Quinquina, semblent fournir assés naturellement la raison pourquoi ce fébrifuge fût sans effet dans les fiévres intermittentes de 1690, & qu'il
réussît dans celles de 1691. Toute l'année 1690
ayant été, selon le rapport de *Ramazini*, humide, froide, & pluvieuse ; elle dût occasion-

Ramazini affigne des caufes probables
à tous ces fymptomes : il attribuë la

---

ner une tranfpiration peu abondante , & entrété-
nir les humeurs dans la lenteur, & la vifcofité ;
les fiévres qui furvinrent , exigeoient par conféquent des rémedes , qui en favorifant cette évacuation , divifaffent conftamment les fucs vif-
queux, arrêtés dans les capillaires de la peau ,
& des vifcéres ; pour faciliter par là l'expulfion
parfaite de la matiére fébrile : mais le Quinquina
doüé, par l'abondance de fes parties terreufes ,
d'une vertu un peu aftringente, refferre les tuyaux
des organes fécrétoires , & excrétoires , & nuit
de-là à la féparation de la matiére fébrile ; il n'eft
donc pas furprénant que ce febrifuge fût communément fans effet dans les fiévres de 1690, & l'u-
fage du vin généralement utile ; puifque les effets
de ce dernier font d'augmenter le mouvément du
cœur, & des folides ; & par conféquent d'aider
la divifion , & la féparation de la matiére *morbi-
fique.* Le quina réüffit au contraire, & les cordiaux fûrent nuifibles dans les fiévres intermittentes de 1691, parce que la chaleur du Printems,
& de l'Eté de cette année , favorifant l'expulfion
de la matiére fébrile, la qualité aftringente du
Quinquina , nuifible dans le prémier cas, dévint
en quelque maniére néceffaire dans celui-ci, pour
modérer la trop grande diffipation de la ferofité.

On voit de-là, 1°. pourquoi les cordiaux, &
les incififs fûrent bons dans les fiévres de l'année
1690, froide , & humide ; & la faignée, & les
rafraîchiffans utiles dans celles de la fuivante ,
accompagnée de chaleur, & de féchéreffe,

vermine extraordinaire aux œufs des
insectes, mal digérés, avalés communé-
nément avec les alimens; la mort des
nourriſſons, à l'acidité; & autres mauvaiſes qualités du lait de la nourrice.
Il regarde le ſilence des ſautérelles

***

2°. Pourquoi le Quinquina réüſſit, & convient
généralement mieux dans le Printems, & dans
l'Eté, que l'hiver, & l'Automne.

3°. Pourquoi il ne doit être donné qu'après la
diviſion, & l'expulſion ſuffiſantes de la matiére
fébrile, ſoit qu'elle réſide dans les prémiéres
voïes, ou dans la maſſe des humeurs. Sans cette
ſage précaution, bien-loin que le Quinquina
termine les paroxiſmes des fiévres intermittentes,
il les change en continuës, & occaſionne ſouvent
la bouffiſſure du viſage, l'enflûre des piés; des
obſtructions dans les viſcéres, &c.

Le Quinquina emporte cependant ſouvent la
fiévre, & quelquefois ſans aucun rétour du pa-
roxiſme : ce qui arrive lorſque les prémiéres
voyës, & la maſſe des liqueurs ont été ſuffiſam-
ment délivrées de leurs mauvais ſucs, & que les
tuyaux ſécrétoires ſe trouvent bien ouverts, &
point chargés de la matiére fébrile; alors ces
tuyaux, affoiblis dans leur reſſort, ſont forti-
fiés par quelques légéres doſes de Quinquina, &
les reſtes du ſuc viſqueux, encore adhérant à
leur parois, emportés. La cure ſera encore plus
ſûre ſi l'on inſiſte à l'uſage des apéritifs, ſur-tout
dans les fiévres longues, & opiniâtres; & celles
de l'Hiver, & de l'Automne.

comme

comme un préfage d'un tems mal-fain,
& cite *Mercurialis*, qui a obfervé la
même chofe à *Padoüe* en 1577. L'année
1691 fût directement contraire, dans
fa température, à la précédente ; un
Hiver fec de gélée, un Printems chaud
& fec, un Eté chaud ; & comme leurs
faifons fûrent prefque oppofées, ainfi
fûrent les fymptomes des maladies. Les
indifpofitions populaires de l'hiver,
fûrent des apopléxies, des angines,
des pleuréfies, des péripneumonies,
& des caterres, tous maux avec un
fang coëneux, la faignée, & tout ce
qui donnoit de la fluidité au fang, fou-
lageoit ; les gens de la campagne, qui
travailloient, & faifoient de l'exercice,
fe portoient mieux que ceux des Villes.
Dans le tems froid, & fec, les habitans des champs, & des Villes font
également exempts des qualités nuifibles de la tranfpiration de la terre ;
par conféquent l'avantage, quant aux
autres ingrédiens de l'Atmofphére, fe
trouve du côté de la campagne, particuliérement dans les maladies inflammatoires, à caufe du moindre exercice,
& de la diéte moins fimple des Citoyens. Les éruptions galeufes fur la

Q

peau, fûrent épidémiques dans le Printems ; elles étoient, peut-être, l'effet de l'acidité du fang, contractée l'année précédente, & des fels réténus, commençans à préfent à s'éxhaler par la chaleur. La rage, parmi les chiens, fût produite par la grande chaleur, & la forte féchéreffe. Une quantité prodigieufe de fiévres de l'efpéce bilieufe fe firent fentir dans l'Eté, & dévinrent mortelles dans l'Automne : leurs rémédes étoient directement oppofés à ceux des fiévres de l'année précédente ; car ces derniéres avoient befoin de cordiaux, & pour ainfi dire, d'épéron ; & celle de 1691, de bride, & étoient généralement foulagées par la faignée, & les médicamens rafraîchiffans-acides, tous les fymptomes provénant d'une acrimonie bilieufe : le Quinquina, qui avoit eté fans effet dans les intermittentes de 1690, réüffit dans celles de 1691. *Ramazini* obferve que quoique les années 1692, 1693, & 1694 fuffent différentes dans leur température, elles ne le fûrent cépendant pas beaucoup dans leurs maladies épidémiques ; particuliérément dans une fiévre *pourprée*, qui fe faifoit principalement fentir à la

nouvelle, & pleine Lune : il l'attribuë
à une durée extraordinaire des vents
de *Súd*, rendant, félon l'obfervation
de tous les Médécins, la conftitution
de l'air, mal-faine : il fonde cette caufe
fur ce que les habitans du pié du *Mont
Appenin*, fe trouvant défendus contre
ces vents, ne fûrent point attaqués de
cette fiévre. Je crois pouvoir ajoûter
une réflexion à celle de nôtre judicieux
Auteur, qui eft, que fi les grandes
pluyes, & l'humidité de l'année 1690,
avoient été fuiviës d'une forte chaleur,
les fiévres auroient pris un autre caractére, & auroient, peut-être, été peftilentielles.

XIV. Plufieurs illuftres Médécins
ont auffi publié l'Hiftoire des maladies
épidémiques d'*Allemagne* ; où le Lecteur trouvéra plufieurs chofes rémarquables, qu'il feroit trop long d'inférer ici ; mais d'où nous tirérons quelques obfervations dans le dernier Chapitre. Nôtre favant Préfident, le Chevalier *Sloane*, nous a donné un Journal
du tems, avec l'Hiftoire des maladies
populaires de la *Jamaïque*. La reffemblance de la conftitution, & de la diéte
des habitans de cette Ifle, à celles du

peuple de leur patrië-mere, occafionc pareillement beaucoup d'affinité dans les maladies populaires des uns, & des autres ; excepté dans peu de cas, qui font le produit d'un climat plus chaud. Mais comme les obfervations de cette efpéce font encore en très-pétit nombre, tout ce que nous pouvons faire, eft de déduire des loix de la méchanique, des propriétés, & qualités connuës de l'air, quels doivent être les effets naturels de ce fluide. Il paroît conforme à la raifon, & à l'expérience, que l'air opére fenfiblement dans la formation des conftitutions, dans la variété des traits du vifage, dans le teint, le tempérament, le naturel, & par conféquent les mœurs des hommes ; toutes ces chofes variant infiniment dans les Pays, & climats différens. Quant aux traits, quelle infinië variété ne fe forme-t'il point de la diverfe combinaifon des parties de la face ? puifque depuis la Création du monde, il n'y en a, peut-être, jamais eu deux, qui, par une infpection exacte, fe foient reffemblées parfaitement. Chaque individû n'a pas feulément un vifage différent ; les peuples

des diverses nations en ont auſſi de particuliers ; les faces Européennes, Aſia-
tiques, Chinoiſes, Afriquaines, &
Gréques ſont caractériſées. Cette diverſité des traits, & des tailles dans
les différens peuples, n'eſt point entiérement l'effet de la propagation de la
même tige reſpective ; car on ſçait par
expérience, que la tranſplantation change la grandeur, & la forme des plantes,
& des animaux. *Hippocrate* fait grand
cas de l'influence de l'air ſur le *Fœtus*,
avant, & après la naiſſance. Il croit
que la grande variété des faces des Européens, eſt dûë à celle de l'air, &
des ſaiſons ; y ayant de ſi grands excès
dans les extrémités du froid, & du
chaud, que les enfans de ces peuples
ſont comme nés, & engendrés dans différens climats. Il n'eſt du tout point
inconcévable que la taille des animaux
ſoit modifiée par l'air : les fibres d'un
animal, qui croît, s'y étendent comme dans un fluïde, qui, par une douce
preſſion., réſiſte au mouvément du
cœur, dans la dilatation, & l'allongément de ces mêmes fibres : mais
quoiqu'elles croiſſent généralement,
ſélon leur figure naturelle ; cépendant

l'Atmosphére, résistant par sa pression, est, eu égard à l'animal, comme un doux moûle, où le corps est formé : l'air doit par conséquent influer dans la forme extérieure des corps, lors de leur accroissement, suivant la quantité de sa pression ; dépendante de son état le plus permanent de densité, de rareté, de chaleur, de froideur, de séchéresse, & d'humidité. Outre cette pression extérieure, l'air se mêlant avec les fluides animaux, détermine leur état quant à la raréfaction, la condensation, la viscosité, la ténuité, & autres qualités diverses.

XVI. Il est constant par l'expérience, que le teint dépend beaucoup de l'air ; les différens peuples étant blancs, basanés, noirs, & brûlés, selon les dégrés de chaleur, de séchéresse, d'humidité, & de froideur de l'air. Les habitans des grandes latitudes sont généralement plus blancs que ceux qui vivent plus près du soleil.

XVII. Il n'est pas moins certain que l'air influë sur le tempérament, & les passions : les personnes dont les nerfs sont délicats, & les esprits prompts à se mouvoir, sont alternativément

joyeux, triftes, vifs, abbatus, dans
l'efpérance, ou le défefpoir, felon la
différence du tems : ces mêmes changémens arrivent, mais paffent fans être
aperçûs, dans les conftitutions plus
fortes. Il y a des jours, où les facultés
intellectuelles de la mémoire, de l'imagination, & du jugement font plus
vives (*a*) ; d'où il paroît probable que
le génie des nations dépend de la nature de leur air. Les arts, & les fciences
ont à peine parû dans les fort grandes,
& les fort pétites latitudes : les habi-

(*a*) Milton, l'Homere des Anglois, nous fournit un exemple bien rémarquable de ce fait. Le
génie vafte, & fublime de ce grand homme, avoit
fes périodes comme les faifons. Il brilloit dépuis
le mois de Septembre jufquà l'*Equinoxe* du Printems, de tout le feu qu'on voit répandu dans le
Paradis perdû : mais quelle chûte ! Il falloit le
refte de l'année, nommer Milton pour le connoître.

Il eft auffi rapporté dans les Mémoires de l'A-
cadémië, qu'un Enfant de huit ans, qui appre-
noit le Latin parfaitement bien, oublia tout d'un
coup, prefque tout ce qu'il en favoit, quand les
grandes chaleurs de 1705 commencérent. Deux
ou trois jours de fraîcheur lui redonnérent la mémoire; & il la perdit, une feconde fois, au rétour
de la chaleur.

tans de quelques Pays réüffiffent mieux
dans les arts, qui démandent de l'in-
duftrië, & beaucoup d'application d'efprit ; d'autres, dans ceux où l'imagination eft réquife : de-là certaines Contrées produifent des Mathématiciens,
des Philofophes, & des Méchaniciens
meilleurs ; d'autres de meilleurs Pein-
tres, Statuaires, Architectes, &
Poëtes ; Arts, qui, outre les régles,
exigent l'imagination. Il me paroît
que les peuples des climats froids fup-
portent mieux le travail, & que ceux
des chauds ont l'imagination plus vive.

XVIII. Il y a deux chofes communes à tous les hommes, l'air, & la
nourriture : ils différent confidérablement, à la vérité, l'un, & l'autre
quant à leurs qualités, dans les Pays,
& les climats différens ; mais celles de
l'air varient, peut-être, plus que celles
des alimens. Si nous lifons l'Hiftoire,
nous trouvérons une uniformité affés
conftante dans le génië, & le tempérament des habitans de différentes nations, quoique même la race ait changé. Le naturel des *Gaulois* décrit par
Cafar, & les autres Hiftoriens, eft
affés femblable à celui des François
d'aujoutd'hui.

d'aujourd'hui. Le naturel farouche des peuples du Nord ne s'est-il pas adouci par l'air doux des Pays qu'ils ont conquis? Les Gouvernémens moûlent les mœurs, mais ils ne sauroient changer le génie, & le naturel des habitans, dans ce qu'ils ne sont point réténus par les Loix; leurs passions, & par conséquent leurs vertus, & leurs vices nationaux ont de la conformité avec la température de l'air. Les habitans de *Chio* sont décrits par les anciens *Grecs* comme dissolûs, débauchés, & voluptueux, de même qu'ils le sont encore : quelques voyageurs modernes assûrent qu'il y a une certaine mollesse dans l'air de cette Isle, qui dispose à une espéce d'indolence, & d'enjoüément. Les nations, ainsi que les individus ont leurs vices de constitution; & je crois qu'il n'y a point de plus grande preuve de la force de la morale Chrêtienne, que la Réformation qu'elle produisit dans les vices nationaux, lors de la primitive Eglise, où elle étoit crûë, & pratiquée dans sa perfection.

XIX. Si nous considérons les causes des divers naturels des habitans

R

des différens Pays , affignées par *Hip-*
pocrate , nous trouvérons qu'elles ré-
pondent affés à leurs effets. Dans les
Pays Septentrionaux , où les altérations
de la hauteur du Barométre , & par
conféquent celles du poids de l'Atmofphére font grandes , & fréquentes ,
les fibres du corps humain fe trouvent
dans un mouvément d'ofcillation per-
pétuel , à caufe d'une preffion de 1200,
1800 , & même de 3600 livres de plus
dans un tems , que dans l'autre ; &
quoiqu'à raifon de la douceur , & de
la rareté de l'air , ceci fe paffe infen-
fiblement , & fans douleur ; tout le
fyftême nerveux , & les efprits animaux font cépendant, en quelque maniére , affectés par la différence de la
tenfion des fibres ; affections aufquelles les peuples des Pays, où les variations du Barométre font légéres , ou
rien , ne font point expofés. Confidé-
rons encore les extrêmités du froid ,
& du chaud, dans les grandes latitudes, opérant de la même maniére ,
c'eft-à dire , rélâchant , & refferrant alternativément les fibres : faifons attention aufli à l'extrême froid , agiffant
pareillément comme aiguillon ; en

conséquence de quoi , l'on se sent plus
actif, & plus disposé à l'exercice, & au
travail, dans un tems sec de gelée , que
dans un tems chaud ; au lieu que les
habitans des *Tropiques* sont constamment
dans l'état de nôtre tems le plus chaud.
Si nous considérons, dis-je, les hommes
dans ces différentes circonstances , nous
trouvérons , 1°. que la constitution de
leur corps & de leur esprit , doit être
différente ; & la plus grande variété
dans le mouvement oscillatoire des fibres des peuples du Nord , produire
la même chose dans leur ame , & par
conséquent une inégalité proportionelle dans leurs passions ; & de-là plus
d'activité, & de courage : 2°. Que les
habitans des climats , où la différence
du poids , de la chaleur, & du froid
de l'air , est peu considérable , éprouvent uniquément les altérations des fibres , occasionées par la sécheresse , &
l'humidité, étant à l'abri des agitations,
& sensations désagréables des peuples
Septentrionaux , produites par les causes déja détaillées : de-là les mouvémens de leurs fibres , & de leurs esprits étant plus uniformes ; ils pour-
ront être , par cette raison , & les cha-

leurs exceffives, pareffeux, & indo-
lens ; de l'inaction & de l'indolence fui-
vront naturellement la difpofition à l'ef-
clavage, & l'averfion de difputer avec
ceux, qui fe féront rendus leurs maîtres.
Hippocrate nous dit que les Européens
doivent leur courage à la variation,
& à la froideur de leur climat, & les
Loix, qui affûrent leur propriété, à
leur courage. Voilà comme j'ai ha-
zardé d'expliquer la Phifique de ce
favant Vieillard, par des caufes méchaniques, tirées des propriétés, &
des qualités de l'air. J'ajoûtérai feulément une rémarque, un peu étrangére
à mon fujet : c'eft que dans les Pays,
qui ne produifent point fans beaucoup
de travail, le Ténancier doit avoir l'af-
fûrance des chofes néceffaires à fa cul-
ture, comme la fémence, le grénier,
le domicile, les oûtils, &c. Ceci doit
former quelque propriété, & où il y
a propriété, il faut des Loix pour l'affûrer.

XX. J'hazarderai une autre obfervation, qui, quoiqu'elle puiffe paroître un peu trop rafinée, n'eft point
fans vraifemblance : c'eft que l'air influe dans la formation des langages des

hommes : la maniére de parler rude, &
ferrée des peuples du Nord , peut
être dûë à leur répugnance à ouvrir la
bouche dans l'air froid ; ce qui doit rendre leur langue abondante en con-
fonnes : au lieu que par une caufe contraire, les habitans des Pays chauds,
ouvrant la bouche , doivent former
un langage plus doux, abondant en
voyelles. Une autre obfervation eft
que dans les climats venteux , on parle
naturellement haut , pour fe faire entendre en plein air.

XXI. C'eft un fait inconteftable ,
fondé fur des caufes claires , que les
conftitutions des hommes différent fuivant les qualités de l'air, dans lequel
ils vivent. *Hippocrate* a obfervé que les
habitans des Pays humides , étoient
leucophlegmatiques, bouffis, & mé-
lancoliques , à caufe du rélâchément
de leurs fibres , & de l'humidité imbibée avec l'air ; des caufes contraires
doivent produire des effets oppofés.
La chaleur rélâche, à la vérité, les
fibres ; mais elle peut auffi, en abforbant l'humidité, les durcir, & les rendre plus folides. Les os des animaux
des Pays chauds , font plus fermes , &

ſpécifiquement plus péſans que dans ceux des climats froids, comme l'on peut le voir en comparant les os des chèvaux *Afriquains* avec ceux des Régions du Nord. Le ſang eſt auſſi plus épais, & plus noir, dans les Pays chauds, à cauſe de la diſſipation de la partie ſéreuſe par la tranſpiration. Ce fait eſt atteſté par les Médecins, qui ont pratiqué dans ces Contrées. De cet état noir - *aduſte* du ſang, ces peuples ſont *atrabilaires*. Les grandes chaleurs exaltent la bile, en diſſipant l'humidité, qui la délaye. Cette humeur eſt, d'elle-même, la moins tranſpirable des ſucs animaux : elle s'arrête à la ſurface de la peau, & en change la couleur. Les fluides ſont plus exaltés dans les climats chauds, comme c'eſt confirmé dans les bêtes vénimeuſes. Il y a quelque analogie entre les plantes, & les animaux : ils parviennent les uns, & les autres, plus tard à leur maturité, dans l'air froid, & humide. L'âge de la conception arrive beaucoup plûtôt dans les Pays chauds, que dans les froids ; les fémelles y étant dans cet état, à dix ans. Les habitans des endroits chauds ne ſont point

fujets à dévenir gras, la forte tranfpiration les en empêchant ; mais l'inaction, & une nourriture abondante,
féront toûjours des exceptions à la régle générale.

XXII. L'air froid, & humide doit
néceffairément produire des conftitutions lâches, & flegmatiques ; & en
arrêtant la tranfpiration, accumuler
l'huile animale. L'air fec, & froid à
un dégré fupportable au corps humain,
ce qui eft l'état de nos gélées en hiver,
produit le refferrément des fibres, &
les effets, qui en dépendent, la vigueur, & l'activité.

XXIII. Quant aux hauteurs, & Régions différentes de l'Atmofphère ; il
paroît probable que la conftitution des
Mineurs, & des Montagnards, doit
confidérablement différer ; & je foû-
haîterois que cette différence fût bien
obfervée. Les Montagnards étant moins
preffés par l'air, doivent, de même
que les oifeaux, qui fe meuvent dans
un élément rare, exercer plus fortément leurs mufcles, & employer, à
raifon des defcentes, & montées ef-
carpées, plus de variété, & de force
dans le mouvément progreffif. La froi-

R iiij

deur de leur Atmofphére balance, en quelque maniére, le défaut de fa preffion (*a*). Ces caufes produifent naturellement, chez eux, la force, & l'activité, & même l'orgüeil, & la férocité qu'*Hippocrate* leur attribuë. Comme l'air a beaucoup d'influence fur les folides, & les fluides du corps humain, il les moûléra, & les forméra fuivant fon état le plus permanent : mais je laiffe cette matiére à un éxamen plus ample, lorfqu'il y aura plus de faits fournis par l'hiftoire naturelle ; pour faire quelques obfervations fur les qualités de l'air, autant qu'elles influent dans la production des maladies.

XXIV. Les maladies populaires dépendent de ce qui eft commun à tous les peuples : ces chofes font principalement l'air, & la nourriture. Il eft aifé

(*a*) La hauteur de l'Atmofphére étant moindre fur les Montagnes, fa preffion doit y être moins confidérable ; d'où les corps des Montagnards feroient moins preffés, fi ce défaut de preffion n'étoit compenfé par la froideur de l'air qu'ils refpirent, laquelle augmente l'élafticité de ce fluide, à proportion de la condenfation que le froid y produit.

de diftinguer les effets de l'un, & de l'autre : ceux de l'air fe découvrent mieux dans les perfonnes, qui ufent de tempérance, & de bons alimens.

XXV. Les maladies populaires aiguës font communément les effets de la température de l'air; elles attaquent fouvent dans des faifons déterminées de l'année : leur fréquence, leur durée, leurs fymptomes, & leurs périodes différens, paroiffent dépendre des altérations du tems, & de l'état de l'air, qui précéde, & fuit ces altérations ; comme l'on peut l'inférer, je penfe, de la grande uniformité, qui s'obferve dans les fymptomes des maladies épidémiques de la même faifon. Je crois que perfonne ne doute que la derniére maladie (*a*), qui attaqua toute l'Europe, ne fût le pur effet de l'état de l'air. Une perfonne en parfaite fanté, paffant dans un endroit infecté d'un mal épidémique, en fera faifi fans autre erreur dans la diéte, & même fans foupçon d'infection.

(*a*) L'Auteur veut dire le rhûme épidémique de 1732, & 1733.

XXVI. Comme la force du corps humain, est limitée, il ne sauroit supporter les extrêmités d'aucune espéce; telle que la rareté, la denfité, la chaleur, la froideur, l'humidité, & la sechéreffe trop grandes de l'Atmofphére: il ne sauroit non-plus, de la même caufe, soûtenir aifément les changémens soûdains, qui agitent trop les fluides, & les solides; car comme leur état change avec l'air, les altérations violentes de ce dernier, en produifent de femblables dans les prémiers; delà, le tems variable occasione ordinairément des maladies. Suppofés, par éxemple, cet état de l'Atmofphére, qui caufe un refferrément confidérable dans toutes les parties extérieures du corps, & rétarde, par conféquent, la circulation dans les vaiffeaux expofés à l'air, & dans ceux qui leur communiquent immédiatement: suppofés enfuite que l'air paffe fubitément de cet état, à celui qui rélâche violemment les fibres; ce rélâchément peut faire, dans ce cas, que les vaiffeaux, deftinés auparavant à charier la férofité, ou la lymphe, réçoivent à préfent le fang; ce qui conftituéra l'état d'inflammation.

Nous voyons, en conféquence, que les maladies inflammatoires de différentes-efpéces, font fréquentes dans les tems chaud, & humide, précédés de fortes, & longues gélées. La gélée arrête la tranfpiration de la terre, laquelle étant rétablie par le dégel, remplit l'Atmofphére d'une quantité extraordinaire de vapeurs, qui affectent le corps humain, non feulément par le rélâchement qu'elles y produifent, mais encore, en ce qu'il les imbibe avec l'air.

XXVII. Le tems, & les maladies des Pays ont beaucoup d'uniformité ; mais les excès extraordinaires de chaud, de froid, d'humidité, & de féchérefse, produifent ou des fymptomes extraordinaires aufsi, ou en plus grand nombre, & opérent plus fortément fi les altérations font foûdaines, & extrêmes.

XXVIII. Il eft conftant par la doctrine, & les obfervations du Chapitre III, que le corps humain ne fauroit foûtenir long-tems la chaleur, qui approche de celle qui lui eft naturelle, & encore moins celle qui l'ekcéde. Un animal meurt d'inflammation avec tous.

les symptomes de la putréfaction, dans une Rafinérie de sucre. Il y a quelque Pays, où la cire se fond durant les plus fortes chaleurs; les hommes ne sauroient supporter un tel air, sans des défenses artificielles. Les symptomes qu'on éprouve dans un tems extrêmément chaud, sont fébriles; comme un poux plus vîte que le naturel, des sueurs abondantes, grande soif, foiblesse, diminution d'apétit, &c: les copieuses sueurs rendent le sang épais; & la foiblesse, la force même du cœur moindre; enfin la chaleur continuée peut rendre, avec le tems, tout le corps sec, & difforme: si vous ajoûtés à cet état de l'Atmosphére, la réfrigération soûdaine par l'air frais, si désirée alors, qu'on s'y expose souvent imprudemment pour se la procurer; je dis qu'il séra très-aisé d'expliquer dans ce cas, comment une pareille constitution de l'air peut produire des fiévres continuës dangéreuses, des caterres, & les maladies, qui dépendent des dépôts de sérosités sur quelques parties du corps, comme les toux, les rhumatismes, les goutes, les diarrhées; maladies qui sont très-communes dans cette conftitution de l'Atmofphére, foit à caufe de la fuppreffion de la tranfpiration, foit par rapport à la réception foûdaine de l'humidité avec l'air frais, à travers tous les pores de la peau : en confé-quence les jours chauds, avec des nuits froides, tel qu'eft nôtre tems en Au-tomne, produifent des diarrhées.

XXIX. La chaleur, comme il a été obfervé N°. XIX. de ce Chapitre, exalte naturellement la bile ; de-là les fiévres bilieufes, & le *Cholera-Morbus* peuvent être le produit naturel d'une pareille conftitution de l'air.

XXX. Le froid congéle les fluides, & refferre les folides. Il agit fur les tuyaux comme une légére ligature, & rétarde, comme elle, la circulation dans les vaiffeaux : de ce rétardément fuit naturellement une fécrétion plus abondante de férofité par les glandes contiguës ; car les extrêmités des vaif-feaux étant refferrées par le froid, ils ne réçoivent plus fi abondament les fluides ordinaires ; d'où il s'en doit porter une plus grande quantité vers les glandes voifines, & en fortir par conféquent une plus confidérable de

leurs excrétoires. De - là les caterres,
ou les dépôts séreux sur toutes les parties du corps; mais principalement
sur les glandes de la tête, & du gosier, sont l'effet naturel du froid.

XXXI. Le resserrément produit
par le froid dans l'extérieur du corps,
chassant le sang vers les parties internes,
ce fluide les presse avec plus de force,
& augmente la chaleur. Le sang blanchâtre peut être un autre effet du froid;
ceci est extrêmément bien éclairci par
l'ingénieux Docteur *Simson*, Professeur
de Médecine, dans l'Université de
S. André; qui a expliqué les effets du
froid sur les humeurs, par une expérience claire, qui fait voir que le sang,
après une forte ligature sur quelque
jointure, sera blanchâtre en sortant
d'un cours libre, par la veine; &
nôtre Professeur raisonne fort juste;
car si le chyle, de blanc dévient rouge
par la force du mouvément circulaire;
le sang pourra redévenir blanc, &
crud par le rétardément de ce même
mouvément dans quelque partie. Le
froid fait l'office d'une espéce de légére
ligature sur les vaisseaux qui y sont exposés.

XXXII. Il a été observé N°. XXII. Chap. III. que les qualités de l'air agissent par leur somme, ou leurs différences, suivant qu'elles conspirent au même effet, où tendent à un but opposé. Ainsi la chaleur, & l'humidité relâchent; mais, si l'air est froid, & humide, les vaisseaux peuvent être resserrés dans ce cas, & cette constitution produire tous les effets du froid. L'eau relâche toutes les fibres végétales, & animales; mais le bain froid les resserre pour un tems : toute vapeur humide relâche à proportion de sa chaleur : outre le relâchement, l'eau peut aussi obstruer.

XXXIII. Plus les vaisseaux sont souples, & plians, comme dans les personnes jeunes, & délicates, & plus ils sont sensibles aux impressions de l'air extérieur. Ils ont plus de jeu dans le dégré de tension, que chez les vieillards; par conséquent les qualités de l'air doivent produire plus d'effet sur eux, dans la contraction, & le relâchement des fibres. Plus les fibres animales sont réténuës dans la même situation, & plus elles perdent le pouvoir de se rétablir : de-là l'état le plus constant de l'air d'un Pays, peut y produire des maladies chroniques *en-démiqnes.*

XXXIV. Le froid peut attirer tous les maux, qui dépendent du trop grand resserrement des fibres : de plus, en diminuant la quantité de la transpiration, il augmente celle des autres sécrétions, ou produit la plénitude des vaisseaux, & une chaleur interne plus considérable. La transpiration étant près de la moitié moindre en Hiver qu'en Eté, il faut, si les autres sécrétions n'augmentent pas à proportion, qu'elle produise, la quantité des alimens restant la même, tous les symptomes de la pléthore.

XXXV. Le froid, en supprimant l'exhalation des sels du sang, congélant ce fluide, & corrodant la peau par un picotement douloureux, est en état de produire le scorbut, & les autres éruptions cutanées : porté à l'extrêmité, il peut géler les fluides, & réduire les substances animales à un état gangréneux.

XXXVI. L'air froid peut rendre les maladies inflammatoires, accompagnées d'éruptions cutanées, plus
dangéreules,

dangéreuses , en empêchant le rélâchément de la peau. Je crois qu'on observera que la pétite vérole est la plus fatale durant les fortes gélées , & les vents froids de *Nord-Est.* Je me souviens que cette maladie , qui fût extrêmément mortelle pendant une telle saison , dévint plus bénigne, par la douce chaleur , & l'humidité d'Avril , & de Mai. Les qualités artificielles , introduites dans l'air de la chambre du malade , ne font point suffisantes pour balancer l'état naturel de ce fluide.

XXXVII. L'air froid peut par son contact immédiat avec la surface du poûmon , diminuer , ou arrêter la circulation du sang , & réduisant ce viscére à un état inflammatoire, & produisant des caterres , & des toux , attirer tous les effets de ces flûxions sur le poûmon , comme les ulcérations , & toutes les espéces de consomptions pulmonaires.

XXXVIII. Quant à l'humidité, & à la séchéresse , leurs excès doivent nécessairement mettre le corps dans un état *morbide* , parce qu'il ne sauroit les supporter. Il faut cépendant un cer-

S

tain dégré d'humidité pour relâcher les parties extérieures de nos corps, & conserver les pores dans leur duë symmétrié ; Il est même nécessaire, peut-être, que cette même quantité d'humidité soit absorbée avec l'air par les pores de la peau.

XXXIX. On a observé que les longues sécheresses étoient les plus dangéreuses des autres excès de l'air. L'année 1708, dont l'hiver fût, peut-être, le plus froid qu'on eut jamais senti en *Angleterre*, ne fût point accompagné de grande mortalité parmi les hommes. L'année suivante, la plus humide qu'on eut jamais connu, étant tombé en *Essex* environ 26 $\frac{1}{2}$ pouces de pluye, il n'y eut point de maladies extraordinaires, ni de mortalité. L'année 1710, la pétite vérole fût commune, & mortelle. L'année 1714 fût la plus séche qu'on ait encore observé, n'étant tombé en *Essex* guére plus de 11 pouces de pluye ; ensorte que la différence, quant à l'humidité, entre 1709, & 1714 fût plus de la moitié, & la proportion comme 53 à 24. Les Régîtres mortuaires de *Londres*, augmentérent en 1714, de

5512 morts. La mortalité commença, cette année, parmi le bétail. Il y a eu, ces deux années passées (*a*), une séchéresse extraordinaire ; je crois que sa plus juste estimation doit se prendre de l'abbaissement des fontaines, dont la conséquence a été des maladies extraordinaires, parmi divers animaux, & une grande mortalité parmi les hommes. Il est vrai que ces accidens ne soit pas arrivés durant le tems sec ; l'altération soudaine, ainsi que l'état précédent de l'Atmosphére ont pû opérer. La surface de la terre, d'abord fermée par la séchéresse, & ensuite roûverte par la pluye, peut affecter diversément le corps humain, comme il arrive dans le tems chaud, & le dégel, après de grandes géléés.

XL. L'humidité rélâche, excepté qu'elle ne soit combinée avec un plus grand dégré de froid, lequel lui ôte autant de sa qualité rélâchante. Les habitans des Pays froids, & humides, sont bouffis, leucophlegmatiques, &

(*a*) L'Auteur veut dire, si je ne me trompe, les années 1731. & 1732.

exposés à tous les symptomes du rê-
lâchement ; par conséquent les effets
d'une telle constitution de l'air, sont
toutes les maladies que les *Métho-
diques* plaçoient sous le titre du *Laxum*.
Si l'air est imbibé par le corps, les
parties aqueuses, & peut-être celles-
ci principalement, entrent par ses pores. Les indispositions caterreuses paroissent dépendre de l'humidité, ainsi
que de la froideur de ce fluïde. La
moindre humidité, reçuë dans la *tra-
chée-artere*, est immédiatement rejettée par la toux. La suppression de la
transpiration (*a*) par le froid, ou l'hu-

(*a*) Rien de plus commun que d'attribuer les
toux, les fluxions, &c, à la diminution de la
transpiration par le froid, ou l'humidité ; quoique ces accidens arrivent souvent sans la diminution de cette évacuation, & qu'elle diminuë
souvent sans qu'ils s'en ensuivent : d'où nôtre Auteur les croit quelquefois occasionnés par l'in-
troduction de l'humidité de l'air, par les pores
de la peau ; laquelle déposée, par exemple, sur
les glandes de la tête, du gosier, des bronches, &c;
suivant la disposition particulière de quelqu'une
de ces parties, y attirera par le rélâchément, ou
l'irritation, un dépôt d'humeurs, qui subsistéra
jusqu'au rétablissement du ressort de la partie
affectée. Voilà, je pense, comme l'Auteur con-

midité, n'est point la seule cause des
toux, & des fluxions sur la poitrine,
en produisant la pléthore des vaisseaux

çoit que la toux, les fluxions, ou les rhumes
peuvent être produits, d'un côté, sans la suppression de la transpiration. 2°. Lorsque les symptomes rapportés, arrivent conséquemment au
froid, l'on ne doit point les rapporter non plus à
la simple suppression de la transpiration ; car si
c'étoit là la cause, dès que la transpiration séroit
rétablie au même point, où elle étoit avant la
suppression, les accidens dévroient cesser ; au
lieu qu'ils continuent souvent des mois, & des
années entières : d'ailleurs si la transpiration diminuë de quelques onces, cette même quantité
est ordinairement emportée presque en même
tems par quelque évacuation sensible. Il faudra
donc avoir récours à quelqu'autre cause pour expliquer les toux, les rhumes, &c, occasionés
par le froid Voici l'idée d'un savant Ecossois *
là-dessus. Lorsque nous nous exposons subitément au froid, les parties les plus découvertes,
comme les mains, la tête, la poitrine, se trouvant tout à coup resserrées, elles poussent les humeurs avec force vers les parties voisines, les
distendent, & les engorgent ; ce qui arrive principalement à celles, où les vaisseaux se trouvent
le plus compliqués, comme dans les glandes :

---

* Simsom Professeur en Médecine, dans l'Université de
S. André en Ecosse, dans sa Dissertation Angloise des
effets du froid sur le corps humain.

& une proportionelle dans les glandes :
l'air humide réellement abforbé, affecte auffi ces mêmes glandes, ou par
fon contact immédiat, ou par fon
irritation. Il paroît par les Journaux

---

celles-ci diftenduës perdent de plus en plus leur
effort, & cedent, à proportion, à l'impulfion
des fluïdes : de-là l'enchifrénément, le *Corriza*,
l'enrouëment, l'efquinancië, la toux, les points,
&c, félon que le dépôt fe féra dans les finus de la
tête, dans les glandes de la membrane pituitaire,
celles du gofier, des bronches, &c. Le fuccès de
la pratique, employée en pareils cas, confirme
cette Théorië, qui fuppofant une diftenfion, &
l'affoibliffément du reffort dans la partie affectée, la cure exige la révulfion de l'humeur, qui
y féjourne, & le rétabliffement de ce même reffort ; dé-là le bon effet des faignées, des véficatoires, &c, pour dégorger la partie, & des to-
piques aftringens pour rétablir fon reffort : les
rémedes rélâchans, appliqués fur les parties voifines des vaiffeaux affectés, réüffiflent auffi par la
révulfion qu'ils opérent. L'on voit, fuivant ce
fyftème, pourquoi la faignée réüffit fi bien dans
le commencément des pleuréfies bâtardes, des
points, des efforts, &c, quoique fans fiévre ;
au lieu que l'effet n'en eft plus fi prompt, fi on ne
l'employe que long-tems après, parce qu'alors la
partie attaquée a perdu fon reffort.

Quelqu'un objectera, peut-être, que le bain
froid dévtoit occafionner, fuivant la Théorië
qu'on vient d'établir, les mêmes effets que l'air

de la transpiration, qu'il y a souvent
des toux, & des rhûmes sans aucune
suppression de cette évacuation, &
que cette suppression n'est pas toûjours
suivie de ces indispositions. L'humidité
imbibée avec l'air, après le relâchement des pores de la peau, peut affecter toutes les parties glanduleuses,
celles même des intestins, & produire des diarrhées. Je sai par expérience que l'air humide cause des coliques néphrétiques dans ceux qui y
sont sujets. Je propose cependant ceci
comme une probabilité, qui pourra

froid : mais je réponds que dans le cas du bain,
tout le corps reçoit en même tems l'impression du
froid, qui donnant par tout la même force aux
vaisseaux, y augmente également la circulation :
au lieu que quand le froid n'est appliqué qu'à certaines parties, celles-ci seules se trouvent resserrées, & poussent les humeurs avec force dans
les vaisseaux collatéraux, dont la distension, &
l'engorgément donnéront lieu aux accidens dont
nous avons fait mention. Il est vrai que si l'on
séjourne trop dans le bain froid, les muscles, &
les vaisseaux étant affoiblis alors dans leur ressort, par la trop longue tension, l'eau froide
commence à produire les mêmes effets qu'elle fait
ordinairement dans son application particulière,
à quelque partie du corps.

être mieux éclaircië par les observations , & les expériences futures.

XLI. L'air chaud , & humide produisant le rélâchément , & diminuant
par conséquent les forces *trusives* des
solides , doit occasioner des tumeurs ,
la *stagnation* , & la putréfaction des
fluides , avec toutes les maladies , qui
dépendent de l'état lâche des fibres.
Hippocrate a observé que ces maladies
succédoient toujours à la constitution
humide de l'Atmosphére , accompagnée des vents chauds du Midi ; &
j'ai rémarqué la même chose dans ce
Pays. Comme la transpiration est la
derniére action de la digestion parfaite , la constitution de l'air , qui sup-
prime celle-là , doit empêcher celle-
ci , & par conséquent l'air froid , &
humide être nuisible à ceux qui ont
l'estomac gâté. Les toux , & les caterres sont l'effet de l'air froid , &
humide : si ces indispositions sont ha-
bituelles , elles peuvent produire des
consomptions pulmonaires. Il paroît
cépendant probable que là , où ces
derniéres sont populaires , elles procédent de quelque acrimonië particuliére de l'air de ce Pays , affectant

le

le tendre organe du poûmon par son contact immédiat, & peut-être toutes les glandes du corps; car nos consomptions sont scrophuleuses, & les maladies écroüeleuses très-communes chez nous. Si l'air est chargé de quelques particules salines-acides, elles coaguléront naturellement les fluides, qu'elles touchéront. On peut inférer de l'abondance d'eaux minérales de toute espéce, qui se trouvent en *Angleterre*, que ce Royaume abonde en exhalaisons minérales.

XLII. Les Chirurgiens éprouvent les effets de l'air, dans leur profession, encore plus que les Médécins; car lorsqu'une playe, ou un ulcère bâillent, l'air extérieur a un accès immédiat dans les vaisseaux ouverts; dont il affecte immédiatement les fluides, & la partie blessée, comme il féroit la chair cruë. La cure d'une playe, ou l'union de ses lévres s'opére par l'allongément de leurs fibres vasculaires, & celui-ci dépend de l'état du fluide qui y coule, & de celui de ces mêmes fibres quànt à la fléxibilité, la rigidité, la force, ou le dégré de résistance; qualités, qui dépendent beau-

T

coup elles-mêmes de celles de l'air extérieur : par exemple, le froid contractant les fibres ; une playe doit
bâiller d'avantage dans un tems de gélée que dans un tems doux, & les
fibres être par conséquent plus fléxibles, & plus pliantes dans ce dernier.
La constitution de l'air, en état de
corrompre naturellement la chair cruë,
doit exposer au danger de la mortification. Les emplâtres ne sont point suffisantes pour défendre une playe, ou
un ulcère des impressions de l'air extérieur. De-là les Chirurgiens sont un
peu scrupuleux dans le choix des saisons, pour l'éxécution de certaines
opérations. Les qualités de l'air rendent les playes des différentes parties
du corps, les unes plus aisées, les autres plus difficiles à guérir, dans les différens Pays. Un habile Chirurgien de
nôtre Armée, durant la derniére Guerre
avec la *France*, a eu la bonté de me
dire deux choses très-rémarquables à
cet égard : la prémiére est qu'après la
Bataille d'*Hosted*, les blessés de l'Hô-
pital de *Norlingue* en Allemagne, fûrent
attaqués de tumeurs œdémateuses,
dont plusieurs moururent ; mais ayant

été transférés dans un autre air, cet accident disparût : la féconde, qu'au Siége de *Lifle* il y eut une grande difpofition, dans toutes les playes, à dévénir gangréneufes, particuliérement dans celles de la tête ; enforte que peu de ceux qui fûrent trepannés, en révinrent. Il obferva que ceci étoit particulier au lieu, ou à la faifon. Les bleffures de la tête font très difpofées à la gangréne, dans les Hôpitaux de *Paris.*

XLIII. Il eft clair par ce qui a été dit des effets de l'air fur le corps humain, qu'il n'y a point d'état vicié des folides, ou des fluides, qui ne puiffe être produit par les propriétés, & les qualités de cet élément, & leurs changémens, & combinaifons différentes. Par exemple, fa grande froideur produit une irritation, ou refferrément très-fenfible dans les folides : la chaleur, ou autre qualité de l'air quelconque, affés forte pour produire une fenfation douloureufe, agit auffi en irritant. Ce qui obftrue les paffages des vaiffeaux, qui communiquent avec l'air, eft irritant, en tant que la force du cœur, & des fibres en eft aug-

T ij

mentée , pour vaincre l'obſtruction ; le
froid , & l'humidité peuvent produire
cet effet ; ils cauſent ſouvent , d'abord
des friſſons , & enſuite la chaleur ,
qui ſont ſymptomes fébriles. Pluſieurs
particules volatiles , flotantes dans l'air,
comme celles des végétaux odorifé-
rans , agiſſent auſſi en picotant ; &
nous obſervons qu'elles peuvent cauſer des maux de tête. Nous avons déja
démontré que les fibres ſont rélâchées ,
& reſſerrées par les alternatives des
propriétés , & des qualités de l'air :
Il n'eſt pas moins certain que les fluides
peuvent être viciés de la même maniére. Il eſt ſûr auſſi que la chaleur , en
diſſipant les parties les plus fluides ,
peut condenſer le ſang ; qu'à un certain dégré , elle peut atténuer , & à
un plus fort , coaguler la ſéroſité : enfin
l'expérience fait voir que la chaleur en
général eſt capable de produire une
grande acrimonië , & des fiévres putrides de toute eſpéce ; ce que féra
auſſi tout dégré de chaleur plus grand
que celle de nos corps ; car celle qui
leur eſt naturelle approche du dégré
de la coagulation. Le froid condenſe
auſſi les fluides en contact immédiat

avec lui : il peut rendre le sang vis-
queux , & blanchâtre. L'air est en état
de produire, par les mêmes causes, toutes sortes d'acrimonië jusqu'au dégré
de la putréfaction. La transpiration arrêtée peut occasioner des évacuations
de toute espéce , de toutes les parties
glanduleuses du corps : il n'y a point,
par éxemple, de diurétique , qui agisse
plus fortément que la suppression de
l'excrétion cutanée , dans les cas hysté-
riques. Le froid attire les toux , & les
caterres : l'air humide, les diarrhées ,
& augmente copieusément les sécrétions des glandes intestinales. Sans ces
évacuations , la transpiration suppri-
mée produit la pléthore , ou l'accumulation des humeurs dans les vaisseaux. Il paroît de ces considérations,
que les maladies , sur tout les aiguës
de chaque saison , dépendent principalement de la constitution de l'air ,
laquelle les modifië quant à leur abondance , leur durée , leurs dégrés de
danger , leurs symptomes particuliers,
leurs circulations , & leurs périodes :
en quoi nous dévons non - seulément
considérer l'état présent de l'Atmosphére , mais encore le précédent , parce

que selon qu'ils se trouvent plus semblables, ou contraires, les altérations
produites dans le corps humain, sont
plus, ou moins violentes. Je crois
qu'on observera particuliérement que
les changémens soûdains de froid, &
de séchéresse extrêmes, en la chaleur,
& l'humidité, opérent fortément dans
la modification des maladies de la saison, où ces variations arrivent. Les
chaleurs longues, & excessives peuvent, par la foiblesse qu'elles causent,
imprimer aux fiévres des symptomes
nerveux. La constitution séche de l'air
peut aussi, en resserrant, & bouchant
les pores de la peau, rendre la crise
par les sueurs, plus difficile : peut-
être les différens périodes des fiévres
quotidiénes, tierces, quartes, dépen-
dent-ils de la viscosité précédente des
humeurs, ou de l'obstruction des vaisseaux, produites par l'état de l'Atmosphére. Il paroît très-clair, à mon
avis, que la pétite vérole, & les autres éruptions cutanées inflammatoires
doivent être plus ou moins dangéreuses
suivant le dégré de rélâchément, ou
de resserrément que l'air produit dans
les fibres, & qu'il cause une plus

grande obstruction dans les vaisseaux de la peau : il paroît évident aussi que les maladies du poûmon, autant qu'elles ne sont point le produit d'une mauvaise diéte, dépendent principalement des qualités de l'air. Ce fluide entre immédiatement dans les vésicules pulmonaires, &, peut-être, de-là dans les vaisseaux sanguins ; d'où tous les effets qu'il peut avoir sur la peau, doivent agir sur le poûmon d'une maniére particuliére. Il est inutile de rapporter plusieurs autres particularités que le Lecteur pourra aisément déduire du Chapitre, qui traite de la respiration.

XLIV. Je n'ai considéré jusqu'ici que les propriétés, & qualités communes, & sensibles de l'air ; & fait voir qu'elles peuvent produire tous les symptomes des maladies, dont l'explication ne démande aucunément qu'on ait récours aux qualités occultes, & extraordinaires, dont ce fluide est souvent doüé : car outre celles de froid, de chaud, de sec, & d'humide, l'air peut être salin, huileux, &c, tel qu'il se découvre quelquefois par ses effets sur le corps humain. De-plus, de

T iiij

nouvelles subfances, de nature différente des ingrédiens, peuvent être
produites par l'action des corps hété-
rogénes, conténus dans l'Atmosphére.
Les exhalaifons falines de la terre peuvent être différentes, en différens rêms,
pénétrer dans le corps humain, y agir
comme poifons, & infecter subitement toute la maffe du fang, comme
le vénin d'un animal, ou autres subf-
tances, qui, injectées dans les vaiffeaux
fanguins, caufent immédiatement des
fymptomes mortels : ou elles peuvent
opérer plus lentement, & attirer des
maladies extraordinaires. Cette suppo-
fition n'eft dépourvûë de poffibilité,
ni de vraifemblance ; mais il n'y a aucune néceffité d'y avoir toûjours récours, n'arrivant point de changément
connû, dans le corps humain, qui ne
puiffe être produit par les ingrédiens,
les propriétés, & les qualités, dont
nous fommes fûrs que l'air eft doüé ;
mais fur-tout par leurs grandes extrémités, leurs fucceffions, & altérations
foudaines. Plufieurs ont attribué la pefte, & les maladies peftilentielles à ces
qualités occultes de l'air, fur quoi je
férai quelques rémarques dans le Chapitre fuivant.

CHAPITRE VII.

*Rémarques fur la pefte, & les fiévres
pefilentielles, autant que l'Air
influë dans ces maladiës.*

I. **L**A difficulté d'arriver à la vérité
de l'hiftoire de la pefte, ne pa-
roîtra point furprénante, fi l'on confidére la terreur, la fuperftition, la
crédulité du vulgaire, & le défordre
public durant le tems de la contagion.
Il n'y eut jamais de pefte mieux fé-
couruë, ni mieux récherchée par les
Médecins, que la derniére de *Marfeilles*: cépendant les faits, particuliérement ceux qui régardent l'origine de
cette maladië, atteftés par quelques
Médecins de la Ville, font pofitivément niés par ceux, qui y furent envoyés par le Régent; & cela, peut-
être, fur une récherche plus exacte,
& des preuves plus claires.

II. Comme il femble y avoir quelque chofe d'infamant, ainfi que de
terrible, dans la pefte; aucune Nation

ne veut avoüer lui donner naiſſance.
Les *Egyptiens* affirment qu'elle leur eſt
apportée de la *Barbarie*, de la *Syrië*,
& de la *Gréce* (a); & les habitans de
Conſtantinople, & des environs, ſoutien-
nent à leur tour, qu'elle leur vient
d'*Egypte*. Autant que la peſte paroît
dépendre de l'air, les queſtions ſui-
vantes ſemblent ſe préſenter naturellement, 1°. ſavoir ſi aucune conſtitution de l'Atmoſphére eſt capable de
produire cette maladië dans un endroit où elle n'a point été communiquée par infection? 2°. Quelle influence l'air a dans ſa propagation?
Sans oſer rien déterminer de poſitif
ſur une matiére ſi incertaine, & ſi importante, j'expoſerai uniquement les
faits devant le Lecteur, pour le laiſſer
juger lui-même. J'ai crû néceſſaire d'expliquer auparavant quelques termes
de l'art, en faveur de quelqu'uns de
mes Lecteurs.

III. Une maladië *endémique* eſt celle
qui eſt particuliére à un Pays: l'*épidémique* attaque la multitude, ou di-

(a) Proſper Alpin.

verses nations, dans un tems, ou faisons particuliére. La *sporadique* est une indisposition endémique, attaquant peu de monde, dans une saison particuliére. Je démanderai qu'il me soit permis d'adopter un autre mot. Une maladie *indigéne* est celle qui est naturelle à un seul Pays, & d'où elle passe aux autres par infection : par exemple, la pétite vérole étoit, peut-être, une indisposition indigéne à l'*Arabie*, d'où elle s'est communiquée à tout le genre humain : mais présentement on peut la dire proprément endémique, ou populaire dans les endroits, où elle a une fois passé : il n'y a aucun bésoin de la production d'une nouvelle infection fournie par le Pays, où elle a pris naissance, pour le continuer ; dévénue presque universelle, elle en épargne peu de ceux qui vivent assés long-tems, pour l'avoir. Ceci est manifestement différent du cas de la peste ; car quoique cette maladie ait été par tems, & durant plusieurs années, dans la plùpart des Pays de l'*Europe*, & alors épidémique ; cépendant on ne peut guére la nommer endémique, excepté dans quelques endroits

de la *Turquie.* Là où la peste attaque,
& cesse réguliérement, dans des saisons
déterminées ; il est probable qu'elle y
est *indigéne*, & endémique.

IV. La peste paroît être une maladie particuliére, caractérisée par ses
propres symptomes, assés uniformes
par tout où elle régne : c'est toujours
une indisposition inflammatoire avec
des éruptions sur les parties extérieures du corps, qui se manifestent en
bubons dans les glandes des aisselles,
des aînes, & autres parties du corps ;
ou en charbons dans quelques endroits,
ou en taches rouges, livides, noires
sur toute la peau ; ou enfin en des espéces de *stigmates*, qui font des mortifications parfaites, comme il paroît
par l'insensibilité de la partie.

V. Les symptomes de la peste ressemblent à ceux des autres maladies
inflammatoires, accompagnées d'é-
ruptions cutanées ; mais principalement à ceux de l'érésypele ; où après
une fiévre continuë de deux jours, attaquant par frisson ; il paroît une tu-
meur, & en même-tems une espéce
de charbon sur la peau, avec le changément de couleur de cette partië ;

les glandes axillaires sont auffi souvent
enflammées, & suppurent quelquefois :
cette analogië entre la pefte, & l'é-
réfypele a été obfervée par le Docteur
Sydenham. La même analogië fe trouve
entre la pefte, & la pétite vérole : la
fiévre attaque, dans ces deux cas, avec
les mêmes fymptomes ; douleur dans
la tête, dans le dos, vomiffement,
anxiétés, étincellement des yeux, il-
lumination du vifage, &c. Cette fiévre produit, deux jours après, dans
la pefte, l'inflammation, & la tu-
meur de quelques glandes du col, des
aiffelles, des aînes : dans la pétite vérole, la même chofe arrive dans celles
de la peau : ces glandes fuppurant, dans
l'un, & l'autre cas, d'une maniére
douce, & loüable, font ce qu'on peut
appeller une pefte, ou une pétite vérole bénigne. Si les éruptions fe ter-
minent en gangréne, la maladië dévient dangéreufe, ou mortelle, fuivant la grandeur, ou l'état de la mortification. Les morts fubites qui arrivent dans le prémier période de la
pefte, & de la pétite vérole, femblent
ne marquer autre chofe qu'une plus
grande malignité dans ces maladies.

Leur prognostic dépend des niêmes principes, & leur danger est le même dans les sujets de la même constitution. La peste commence dans les femmes enceintes, & les personnes jeunes vigoureuses, après les irrégularités de la diéte, par des hémorragies, sur-tout par le pissement de sang; marques du dégré de l'inflammation. Le resserrément du ventre, dans le commencément de la maladie, est bon dans les deux cas. Les bubons qui croissent vîte, qui sont flatueux, sans l'inflammation, & la suppuration naturelles, trop durs, & racornis, ou avec un cercle gangréneux tout-autour, sont fatals dans la peste : enfin ceux, dont l'inflammation, & la suppuration sont loüables, finissent généralement bien. Ces prognostics sont analogues, & conviennent aussi à la pétite vérole : je ne fais point mention de ces choses, comme étrangéres à mon sujet, puisqu'elles dépendent des mêmes causes, & qu'elles font voir que la peste paroît être une indisposition inflammatoire, dans son espéce, de même que la pétite vérole : les ravages faits dans les parties internes par

ces deux maladies font affés femblables. Ce qui prouve auffi que la pefte
eft une efpéce de maladië, différente
de toutes les autres ; eft, fi nous en dévons croire le Rélations des Voyageurs, qu'il y a des Pays, où elle
n'a jamais été, comme les *Indes Orientales*, la *Chine*, les Royaume de *Tun-
quin*, la *Cochinchine*, & la plûpart des
endroits des *Indes Occidentales*. Ces confidérations femblent prouver que cette
maladië a fon origine dans quelque
partië du globe, d'où elle fe communique aux autres endroits par contagion : cependant.

VI. Quant à la prémiére queftion,
favoir fi l'air ne peut point produire la
pefte, fans infection précédente, dans
un endroit où elle n'eft point *endémique*, je crois l'affirmative très-proba-
ble ; car, 1°. dans un Pays, où elle eft
indigéne, & endémique, il faut qu'elle
foit probablement dûe à quelque qualité particuliére de l'air. 2°. Il a été
précédemment prouvé par la doctrine
de cet Effai, qu'il y a à peine aucune altération, même jufqu'au plus
haut dégré de putréfaction, qui ne

puiffe être produite par les excès, les
combinaifons, & les changémens des
communes qualités de l'air ; & que des
effets encore plus extraordinaires peuvent être occafionés par quelque contagion de l'Atmofphére, dûe aux émanations non-communes des corps voifins de la furface de la terre. Un Phi-
lofophe (*a*) très-favant dans la Phy-
fiologïe de l'air, donne des éxemples
d'éxhalaifons d'une nature particuliére,
envoyées par la terre, dans certains
tems. Il rapporte que les mines jettent,
dans des tems particuliers, des vapeurs
nuifibles aux végétaux ; qu'il peut y
avoir, à la vérité, quelques endroits
du globe, exempts des minéraux,
capables de fournir ces exhalaifons
nuifibles, & par conféquent à couvert de la pefte, comme procédante
des qualités locales de l'air : mais alors
ces exhalaifons peuvent être apportées,
& mêlées par les vents, avec l'air de ces
endroits. *Mezeray* nous dit que la pefte
qui arriva en France, en 1346, la plus

(*a*) M. Boyle.

universelle ;

universelle, & la plus fatale, qui fût jamais connuë, commença dans le Royaume de *Cathay*, par une vapeur extrêmément puante, qui sortant de la terre, comme une espéce de feu soûterrain, consûma, & dévora plus de 200 lieuës de Pays, même jusqu'aux arbres, & aux pierres, & infecta l'air d'une maniére surprénante; que de-là, traversant l'*Asie*, elle passa en *Gréce*, en *Afrique*, & en *Europe*. Le Philosophe déja cité nous fournit aussi des éxemples des qualités nuisibles, ainsi que de l'abondance de quelques minéraux, particuliérement de l'*Orpin*, & de l'arsenic, qui portés extérieurement en amulétes, ont produit tous les symptomes de la peste; lesquels ont été guéris par les rémédes antipestilentiels, & alexipharmaques. Il y a des Rélations croyables de ce qui se passa durant la peste de *Londres*, par où il paroît que l'air changea la couleur des murailles près des maisons pestiférées. Il n'y a rien qui ne soit probable dans l'hypothése des exhalaisons extraordinaires. 3°. Les pestes qui ont emporté la plus grande par-

V

tië des hommes, dans des Pays différens, & éloignés, sans aucun commerce mutuel, doivent avoir une cause
universelle : mais on n'en peut guére
imaginer d'autre que l'air. Il y eut deux
pestes de cette espéce du tems de *Marc-
Antoine*, & une en 1450. 4°. On a
généralement observé quelque chose
de particulier dans les saisons, & les
constitutions de l'Atmosphére, qui
ont précédé la peste ; comme des grandes séchéresses, des vents de *Sud* de
longue durée, quelquefois des longs
calmes ; (c'est là la constitution toujours soupçonnée par *Hippocrate*, &
les autres anciens Médecins ;) telle fût
celle qui précéda la peste de *Nimegue*
(a). Les grandes séchéresses, comme
on l'a déja observé, ont toujours été
nuisibles au corps humain. La constitution antérieure à la peste de *Londres*
fût très-singuliére ; un Hiver rude de
gélée, qui dura jusques près la fin de
Mars, un dégel soudain avec la terre
couverte d'eau, fournië par la neige,
& la glace fondües ; à quoi succédé-

(*a*) Diemerbroeck.

rent de grandes chaleurs ; d'où l'on se
trouva comme dans une chambre inon-
dée , & avec un grand feu. On a obfervé , dans quelques endroits , que les
éxacerbations de la maladië répondoient
aux lunaifons , exerçant principalement
fa fureur à la pleine , & nouvelle
Lunes : qu'il y a eu dans les faifons
peftilentielles , une quantité extraordinaire de vapeurs fulphureufes dans l'Atmofphére ; la chair , & les autres fubftances animales fe pourriffant plus vîte
qu'à l'ordinaire : que les oifeaux fau-
vages quittoient les lieux infectés , &
que les privés mouroient dans leurs
cages : que toutes les autres maladies
étoient plus communes , & plus mortelles , participant , pour ainfi dire ,
de la pefte. Avant la pefte de *Londres* ,
les inflammations du poûmon , & les
rougeoles furent fréquentes , & mortelles. 5°. Ce qui femble encore dé-
montrer , outre la promptitude de l'attaque , fouvent précédée d'une difpofition antérieure dans le corps , que la
contagion dépend de quelque qualité
nufible de l'Atmofphére ; c'eft qu'il
a été obfervé que tout ce qui porte
un changément foudain dans le mou-

vément, ou les qualités du sang, rend
sujet à la peste, comme l'avortément,
& les couches dans les femmes ; les
passions soudaines, comme la crainte,
la colere, &c ; tous les excès, & irrégularités dans la diéte, le sang vermeil,
plûtôt que le cachectique : or toutes
ces causes favorisent la corruption
soudaine des fluides par l'air ; telle
qu'elle arrive dans quelques liqueurs,
à l'occasion de tempêtes accompagnées
de tonnerre : causes aussi, qui pour le
dire en passant, semblent prouver que
la contagion ne procéde point d'insectes invisibles ; car ceux - ci mor-
droient, ou piqueroient, soit qu'une
personne fut dans la passion, ou dans
le calme, &c ; il y a donc ici un concours de la disposition des fluides avec
quelque chose, qui opére très-subite-
ment sur eux, & ceci ne peut guére
être que l'air, portant quelque poison, semblable à celui d'un animal vé-
nimeux, dans le sang, & infectant ce
fluide, lorsqu'il est dans sa plus grande
agitation. L'éxercice violent dispose
aussi à l'infection pestilentielle, en donnant occasion à la réception de l'air
infecté par les pores de la peau. La

diéte qui procure une forte transpiration, sans enflammer, est le meilleur
préservatif; d'où les pauvres, étant
privés de pareils alimens, & les plus
exposés à l'air, sont ceux qui souffrent
le plus : durant une transpiration abondante ce fluide n'est point absorbé en
si grande quantité. Il est constant par
l'expérience, que les qualités nuisibles
de l'Atmosphére affectent ceux qui s'y
trouvent les plus exposés ; car les *Eu-*
ropéens se préservent de la peste, qui
régne en *Turquië*, en se renfermant ;
ce qui n'opére, peut - être pas uniquement comme évitant les pestiférés ;
mais encore l'air infecté. Les meilleurs
rémédes dans cette maladië, sont les
diaphorétiques, ou tels, qui chassent
les exhalaisons nuisibles du corps. Ces
observations semblent montrer que
l'air est la cause efficiente de la peste ;
quelqu'unes d'elles ne prouvent autre
chose, à la vérité, sinon que cet élément est le milieu, à travers lequel
l'infection se communique. 6°. Il a
été observé qu'il y a une grande analogië entre les symptomes de la peste,
& ceux de l'érésypele, & qu'ils ne
différent que quant au dégré de l'in-

flammation ; cela posé , je ne pense
point que personne ose nier que la
constitution de l'air , qui rend l'érésypele épidémique , & violente dans
ses symptomes , aigrië dans ses qualités malignes , ne puisse changer les
éruptions de la peau , de rouges en
livides , l'inflammation en la mortification ; de même que celles des glandes axillaires & inguinales , en tumeurs considérables , suiviës de suppuration ; & ces changémens constitue-
roient réellement la peste. Le Docteur *Sydenham* observe que la fiévre
épidémique , qui précéda , accompa-
gna , & succéda à celle de *Londres* ,
fût la même que la pestilentielle , excepté qu'elle fut plus violente pendant
la contagion , produisant alors les
éruptions qui caractérisent la peste.
7°. Tous les symptomes de cette maladië procédent d'une forte acrimonië
alkaline bilieuse ; car son effet est le
même , dans la peste , que celui des
sels alkalins , qui produisent une es-
carre. Une pétite quantité de la bile
d'un pestiféré , mêlée avec de l'eau ,
& injectée dans la veine d'un chien ,
qui avoit resté sauve jusqu'alors , dans

les Hôpitaux des peftiférés, l'infecta
fur le champ; félon les expériences
faites à la derniére pefte de *Marfeilles*,
de tous les fymptomes de cette maladië : cette acrimonië bilieufe peut
certainément être produite par l'air, &
par plufieurs autres caufes : outre cela,
la grande mortalité qui arrive parmi
les autres maladies, démontre la malignité de l'air, dans les faifons peftilentielles : le nombre de tous les morts
fût pendant la pefte de *Londres*, de
97306, dont 60506 ayant péri par
cette maladië, il mourut par conféquent 36800 perfonnes d'autres maux ;
ce qui eft plus de trois fois la quantité
ordinaire. Je crois qu'on peut inférer
de toutes ces confidérations, que la
pefte peut être produite par quelque
qualité maligne de l'Atmofphére, fans
aucune contagion.

VII. Je crois que perfonne ne niéra
que l'air eft le principal inftrument de
la propagation, & de l'extinction de
la pefte ; ce qui doit être vrai de quelque caufe qu'on déduife cette maladië :
fi c'eft d'infectes invifibles, il faut fup-
pofer une conftitution de l'Atmofphére,
favorable à leur propagation : fi c'eft

de l'infection d'une espéce quelconque, l'air est le milieu à travers lequel elle se communique, & ce fluide doit la favoriser plus ou moins, selon les différentes saisons; car elle est entiérément éteinte par le changément des qualités de l'Atmosphére, & généralement parlant, par le froid. Après cette extinction, les gens rétournent avec sûrété dans leurs maisons. Je crois qu'on peut hardiment assûrer qu'il n'y a guére d'années dans *Londres*, sans fiévres avec des bubons, & des charbons : il est du moins certain qu'il y en a beaucoup de *pétéchiales*, ou pourprées : si elles se répandent, déviennent épidémiques, & contagieuses, nous leur donnérons le nom de peste ; si elles attaquent peu de personnes, & qu'elles ne se répandent point, ce sera, peut-être, la même maladië, mais seulément *sporadique* ; tout céci dépend de la constitution de l'air.

VIII. Il n'est pas moins clair que la peste, est souvent apportée par accident, des endroits infectés, & qu'elle peut, & doit nécessairément se communiquer par contagion. *Marseilles* par son commerce avec l'*Egypte*, & la

Turquie

Turquie, a été plus fréquemment attaquée de cette maladie qu'aucune autre Ville de l'Europe. Ses Régîtres font
mention de vingt grandes peftes. Il paroît par les hiftoires de la contagion,
& particuliérement par celle de la
derniére de *Marfeilles*, que fa propagation fe fait par dégrés, commençant d'abord par les maifons, enfuite
les ruës, les quartiers, fe répandant
enfin comme une incendie univerfelle,
par toute la Ville. Ce qu'il y eut de
rémarquable dans la derniére pefte de
Marfeilles, eft qu'une de fes ruës, large,
& bien airée, habitée par les principaux de la Ville, fut la moins infec-
tée : ceci s'explique aifément par ce
qu'on a dit, dans le prémier Chapitre, des qualités nuifibles, & de la
quantité des vapeurs animales. Qu'on
confidére jufqu'à quelle grande étenduë les exhalaifons de quelques corps,
la fumée d'une chandelle, par éxemple, peuvent infecter l'Atmofphére :
la tranfpiration de moins de 3000 perfonnes, placées fur un arpent de terre,
y formeroit dans 34 jours, une Atmofphére de la hauteur de 71 piés
(Chap. I. N°. XI.).Cette matiére eft,

X

peut-être, à l'air, en denſité, comme
800 à 1 ; d'où ſi l'on étend ces 3000
perſonnes ſur cent arpens de terre, il y
reſtera huit pouces de cette même matiére ; dont la plus grande partie n'étant
point diſſipée, mais répanduë avec l'in-
ſiniё ténuité des émanations odori-
férantes , infeétera tout l'air d'une
Ville de la même étenduë. Il eſt aiſé de
concévoir comment les vapeurs des
corps peſtiférés peuvent corrompre
l'air, pendant qu'ils ſont encore chauds,
ou vivans : mais je crois auſſi qu'il paroît par l'ouverture, & la diſſeétion
fréquentes, qui en ont été faites à *Mar-*
ſeilles, ſans accident pour les Chirurgiens, ni les aſſiſtans ; qu'ils ne ſont
aucunément dangéreux lorſqu'ils ſont
froids, & point encore pourris. On
peut, à mon avis, des faits mentionés
ci-deſſus, rendre aiſément raiſon de la
propagation, & continuation de la
peſte dans quelques endroits infeétés,
tandis que les voiſins ſont exempts de
cette maladië, s'il n'y a aucune diſpoſition particuliére dans l'air pour répandre l'infeétion. Toute maladië con-
tagieuſe ſe communique aiſément parmi ceux qui ont un intime commerce

enfemble : la pefte de *Copenhague* em-
porta, en 1711, la plus grande partie
du bas-peuple, très-étroitément logé
dans cette Ville.

IX. Quant aux lévains peftilentiels
apportés dans les marchandifes, c'eft
une opinion populaire que plufieurs
Auteurs, qui ont écrit fur la pefte, &
particuliérement *Diemerbroeck*, femblent méprifer. Le fait du tranfport de
la contagion à *Marfeilles*, avec les marchandifes infectées, eft pofitivément
afsûré par les Médécins de cette Ville,
& aufsi pofitivément nié, fur un éxamen plus éxact, par ceux qui y furent
envoyés par la Cour. Le Docteur
Hodges affirme avoir vû, l'hiver qui
précéda la derniére pefte de *Londres*,
un malade à *Weftminfter* avec des charbons. Il y a dans le fentiment de la
communication de cette maladië, par
les marchandifes infectées, une difficulté, qui n'eft pas aifée à réfoudre ;
car malgré toutes les peines qu'on
prendroit pour extirper le lévain pefti-
lentiel, par les purifications artificielles,
il en refteroit plus dans les différens
meubles, qu'il n'en pourroit être apporté par toute une Flote ; & cépen-

dant la contagion finië, les gens rétournent, en toute sûreté, dans leurs
maisons, couchent dans les mêmes lits,
& se servent des mêmes meubles. Si le
lévain pestilentiel étoit toûjours capable de produire l'infection, je ne vois
pas comment il seroit possible que la
peste fût jamais éteinte dans un endroit
une fois infecté. Ensorte que je crois
qu'on peut conclure que la constitution
de l'air est le principal instrument,
peut-être, de la production; mais certainement de la propagation, & de
l'extinction de cette terrible maladië,
& qu'il n'y a aucune nécessité d'avoir
récours, avec *Diemerbroeck*, à quelque
opération miraculeuse de la vengeance
Céleste. Les pouvoirs les plus communs, & les plus foibles de la nature
peuvent éxécuter la volonté du Créateur, même dans les dispensations extraordinaires de sa Providence : les
Peuples qui n'ont jamais été affligés de
la peste ne sont pas moins pécheurs que
les autres. Je crois qu'il est probable
aussi que le mépris des *Turcs* pour la
contagion, ne contribuë pas plus à la
répandre que la terreur qu'en ont les
Chrêtiens, laquelle attire le désordre,

& prive les fains, ainfi que les infectés
des foins convénables ; car il en périt
plus, faute du néceffaire, que par la malignité de la maladië , les peftiférés
étant comme féqueftrés du refte du
genre humain. Dans la derniére pefte
de *Marfeilles*, plufieurs furent enfé-
vélis encore vivans ; mais dès que le
bon ordre fût rétabli , de plus de
15000, qui furent alors mieux fécou-
rus , & dont les fymptomes dévinrent
plus doux , il en réchapa la plus grande
partië. Si les principes des *Turcs* étoient
joints aux foins , & à l'expérience des
Chrêtiens , le ravage fait par la contagion , feroit , fans doute , petit eu
égard à ce qu'il eft communément dans
les Villes infectées.

X. Quant à la cure de cette maladië , elle eft étrangére à mon fujet ; je
dirai feulément qu'eu égard à la conformité de fes fymptomes avec ceux
des autres indifpofitions inflammatoires , fur-tout de la pétite vérole , les
mêmes méthodes curatives paroiffent
être indiquées dans les deux cas. Quant
aux préfervatifs , il ne paroît guére y
en avoir d'autres , où l'on puiffe compter , que l'éloignement de l'endroit

X iij

infecté. Comme les hémorragies de
toute espéce (les inflammations même,
qui se font sur la peau , sont des extra-
vasations du sang , finissant en mortifications) marquent, dans la peste , une
dissolution générale de la masse san-
guine , les rémédes acides , & stypti-
ques sont indiqués comme curatifs , &
préservatifs. Il a été observé par ceux
qui ont écrit sur cette maladie , qu'elle
est disposée à attaquer ceux qui sont
sujets aux fiévres intermittentes, lesquelles dégénérent souvent en pestilentielles. On a découvert depuis peu ,
dans le *Quinquina* , une vertu propre
à résister , & à guérir les mortifications (*a*) : or ce qui guérit un symp-

(*a*) Comme il n'est point vénu à ma connoissance qu'on ait encore éprouvé en France, cette
vertu du Quinquina , dans les mortifications , je
vais rapporter quelqu'uns des cas, où plusieurs
Chirurgiens Anglois assûrent qu'il a réüssi.

M. *Amyand*, un des Chirurgiens de la Cour ,
dit l'avoir souvent donné avec succès, particuliérement à un malade de 78 ans, chez qui la gangréne survénuë au pied à l'occasion d'une inflammation , se répandant tous les jours plus
loin , les parties mortifiées commencérent à
se séparer , & un pus loüable à paroître ; 24

tome, peut en garantir : je voudrois
donc propofer le *Quina*, dans une con-

---

heures après l'ufage de ce réméde. Il eut le même
effet dans une autre mortification, qui avoit ré-
fifté, pendant trois fémaines, à tous les autres
fécours. Une troifiéme, occafionnée par des in-
cifions, faites aux jambes, dans une hydropifie,
fût auffi fufpendue dans un jour, par le Quinquina.

M. Jean *Douglas* ayant tenté en vain les fcari-
fications, & les alexipharmaques externes, & internes, dans un malade âgé de 50 ans, attaqué
auffi de gangréne au pié, provénant de caufe interne, il s'avifa (le mal fe répandant toûjours)
de donner le Quinquina ; ce réméde fufpendit
immédiatement le progrès de la mortification,
la fiévre diminua, & dans peu de tems toutes les
parties mortifiées fuppurérent, & le malade fût
parfaitement guéri.

Un homme de 35 ans, d'une difpofition fcor-
butique, fût bleffé à la paûme de la main par la
décharge fortuite d'un fufil, fur la bouche duquel il appuyoit. La playe qui s'étendoit profon-
dément, avec lacération des tendons, & des vaiffeaux, du milieu de la main entre le pouce, & le
doigt indice, fût d'abord penfée après avoir ar-
rêté l'hémorragie. Le malade reffentit pendant
quelques jours une douleur violente ; il furvint
un gonflement, accompagné d'inflammation,
dans toute la main, excepté le pouce, & dans
tout le bras : enfin tous les accidens perfiftant
malgré les rémédes les plus appropriés ; & la
playe, qui s'étendoit tous les jours, dévénant

X iiij

stitution pestilentielle de l'air, comme
un antidote, ou préservatif : il prévient,
& il guérit quelques espéces de fiévres ;
il tempére l'acrimonië bilieuse, il est

noirâtre, le onziéme jour, ses lévres parûrent clairément mortifiées ; ensorte que le feu, ou l'ampu-
tation, si le prémier ne réüssissoit pas, paroissoit
être la derniére ressource : mais M. *Shipton*, qui
conduisoit le malade, convaincû par l'expérience,
de l'incertitude de ces opérations dans un corps de
la constitution de celui-ci, crût, pour arrêter
l'hémorragië, & le progrès de la gaugréne, dévoir essayer le Quinquina : le douziéme jour il
en donna donc le matin deux scrupules, qui fûrent répétées de 4 en 4 heures ; le lendémain matin, la douleur, & l'enflûre de la main fûrent
beaucoup diminuées, & les bords de la playë
commencérent à suppurer : la fiévre, assés sensible lorsque l'hémorragië augmentoit, cessa entiérément, & l'urine déposa un peu de sédiment
plûtôt blanchâtre que briqueté. L'usage du Quina
fût continué de la même maniére pendant deux
jours ; les deux suivans il fût donné trois fois, &
les trois jours d'après, seulément deux fois par
jour : de maniére que le malade en prit deux onces, dans une sémaine. Durant ce tems-là l'enflûre, & l'inflammation se dissipérent, un pus
loüable coûla de la playe, les chairs s'engendré-
rent, & la douleur, qui se faisoit cépendant encore sentir assés vivément dans le *Carpe*, lorsque
le malade se rémuoit, fût fort diminuée. S'étant
bien trouvé pendant trois sémaines, à des dou-

ftiptique, arrête les hémorragiës, &
réfifte à la mortification : pourquoi ne
pas employer donc un antidote, dont
il y a tant à efperer ? s'il n'eft pas efficace, il fera du moins innocent. Un
Chirurgien de *Marfeilles* a dit à un de

---

leurs de rhûmatifme près, aufquelles il étoit fujet dans l'hiver ; le 19 de Décembre tous les accidens réparûrent, ce qui obligea M. *Shipton* de
rédonner le Quinquina, comme ci - dévant. Le
malade en eut à peine pris trois dofes, dans l'efpace
de huit heures, que la douleur, très-vive auparavant, fût diffipée comme par charme : au prémier penfément l'enflûre de la main parût être
diminuée de la moitié, & la playe fournit un
pus loüable ; l'urine, d'abord d'une couleur affés foncée, dévint plus claire par dégrés, avec
peu, ou point de fédiment. Pour prévénir une
féconde réchûte, M. *Shipton* donna encore au
malade, pendant un mois & démi, démi once
de Quina chaque fémaine. Enfin dans quatre
mois cette laborieufe cure fût accomplië, quoique tous les tendons des mufcles *profonds*, & *fu-*
blimes, excepté ceux du pétit doigt, euffent été
abcédés, & un os du *Carpe*, avec un autre du
Métacarpe, mis à découvert.

Il y a quelques autres cas, rapportés dans le
Mémoire de M. Shipton *fur l'ufage du Quina*
dans les mortifications, inféré dans les Tranfact.
Phil. N°. 426. p. 434 ; & dont l'extrait fe trouve
dans le 9 vol. p. 369. de leur abrégé, donné en
1739, par M. *Baddam.*

mes amis, qu'il étoit sûr de s'être pré-
servé de la peste, en prénant de grandes
doses de ce réméde; & qu'il avoit eu
son effet, pris dès qu'il se sentit attaqué
des prémiers symptomes.

XI. Il y a eu derniérement deux
exemples rémarquables de l'influence
de l'air, dans la production de deux maladiës épidémiques, qui se font étenduës, peut-être, sur la plus grande

---

Dans le même Mémoire M. *Shipton* récom-
mande, d'après sa propre expérience, le Quinquina pour arrêter l'hémorragië des playes externes, lorsque la réunion de leurs vaisseaux est em-
pêchée par la trop grande ténuité, ou acrimonië
du sang. Il dit aussi avoir éprouvé plusieurs fois,
la bonté de ce réméde, dans d'autres évacuations
excessives.

M. *Shipton*, sans cépendant vouloir rien déterminer faute d'expérience, insinuë, raisonnant
par analogië, que puisque le Quinquina arrête
le progrès des mortifications, & des gangrénes,
qui ne sont que des ulcéres *putrides*, & rongeans,
le même réméde pourroit peut-être terminer aussi
les ulcéres *phagédéniques*, & les dartres malignes:
où il féroit cépendant imprudent de l'employer
sans avoir fait précéder les préparations convénables, & consulté un Médécin sage, & expéri-
menté. Son avis n'est pas moins nécessaire dans
les cas de gangréne, où le Quina pourroit, dans
certaines circonstances, dévénir pernicieux.

partië du globe terreftre : la prémiére
arriva en 1728 ; l'autre vers la fin de
1732., & au commencément de 1733 ;
je donnerai de cette derniére, comme la
plus récente , & la plus rémarquable,
une courte defcription , en attendant
qu'il s'en puiffe former une de plus particuliére, de la collection des Mémoires
des différens Pays qu'elle a attaqués.
Ces Mémoires font encore en pétit
nombre.

XII. La conftitution de l'air, qui précéda cette maladië , en *Angleterre* , &
dans la plus grande partië de l'*Europe*,
fût une grande féchéreffe , marquée
par le defféchement des fontaines , &
la diminution de tous les courants, &
réfervoirs d'eau douce ; marques d'où
l'on peut tirer la plus jufte mélure de la
quantité de l'eau , qui tombe des nûës.
On rémarque fur-tout, dans les Hif-
tóires de cette maladië épidémique,
faites en *Allemagne* , en *France* , & en
quelques autres endroits , que l'air
fût au commencément de l'hiver, particuliérement en Novembre , plus chargé qu'à l'ordinaire, de broüillards épais,
& fréquens , qui ne fe précipitoient fur
la terre, ni en pluye, ni en neige, ni en

aucun autre météore. Les broüillards
font fi ordinaires chez nous, dans le
mois de Novembre, que je ne fache
pas qu'on ait rien obfervé de particulier à leur égard, fi ce n'eft qu'il tomba
à peine autre chofe des nûës, durant
ce mois, qu'une pétite quantité de neige, accompagnée d'une gélée de peu
de durée, ce qui forma tout l'hiver que
nous eumes. Dans la partie Septentrionale de la *France*, il y eut auffi une
très-pétite quantité de neige, qui dura
dépuis le 15 de Novembre jufqu'après
Noël. Elle fût fuivië de vents de *Sud*,
& de broüillards puans; pendant lefquels quelques Chirurgiens obfervé-
rent dans les playes, une grande difpofition à la mortification. Avant, &
durant la maladië, l'air fût plus chaud
en *Angleterre*, que la faifon ne le por-
toit; renfermant quantité de vapeurs
fulphureufes, qui produifirent de grandes tempêtes de vents, vénant du
Sud-Oüeft, & quelquefois des éclairs
fans tonnerre.

XIII. Quant aux tems de l'attaque
de la maladië, ils furent différens dans
les différens Pays. Elle attaqua la *Saxe*,
& les autres Pays de l'*Allemagne*,

environ le 15 de Novembre, & se
soûtint dans sa vigueur jusqu'au 29 du
même mois. Elle se fit plûtôt sentir en
Hollande, qu'en *Angleterre*, & plûtôt
à *Edinbourg* qu'à *Londres*. Elle étoit dans
la Nouvelle-*Angleterre*, avant qu'elle
se fit appercévoir dans la *Grande-Brétagne*; dans nôtre Capitale avant qu'elle
s'étendit dans quelques autres endroits,
du côté de l'*Oüest*, comme *Oxford*,
Bath, &c. Et autant que je puis en juger par les Histoires que j'en ai vûës,
elle attaqua les parties Septentrionales
de l'*Europe* plûtôt que les Méridionales.
Elle se maintint à *Londres*, dans sa vigueur, dépuis environ le milieu de nôtre Janvier 173$\frac{2}{3}$, durant près de trois
sémaines. : les régîtres mortuaires dépuis le 23 jusqu'au 30 du même mois,
conténoient en tout 1588 morts, ce
qui fait un plus grand nombre qu'il y
ait jamais eu, durant un pareil tems,
dépuis la peste. La maladie, dont nous
fésons l'histoire, commença à *Paris*
vers le commencément de Février, &
dura jusqu'au commencément d'Avril.
Je crois que sa durée la plus longue fût
dans les Pays Méridionaux. Elle régna
à *Naples*, & dans les parties Méridio-

nales de l'*Italie*, durant nôtre mois de
Mars. Elle ne fuivit point, en paffant
d'un endroit à l'autre, la direction des
vents, fon cours étant fouvent contraire au leur.

XIV. L'uniformité des fymptômes
de la maladie fut très-rémarquable
dans tous les endroits, qu'elle attaqua;
ce fût par-tout un pétit friffon, fuvi
d'une fiévre; durant rarément plus de
trois jours, dans ceux qui en écha-
poient. Cette fiévre fut accompagnée
du mal de tête, quelquefois de douleurs dans le dos, de peu de foif; d'un
caterre féreux, occafionant l'éternuë-
ment, & le *Coryza*; d'une toux avec ex-
pectoration, d'une pituite, ténuë d'a-
bord, & enfuite vifqueufe; où fi l'on
obfervoit une matiére huileufe claire,
le cas étoit généralement mortel; car
cette matiére claire étoit purulente.
Outre ces fymptomes, qui fûrent les
plus communs, plufieurs perfonnes
eurent des crachémens de fang, des
pleuréfiés, & péripneumonies dangéreufes, & fouvent mortelles : dans
quelques endroits, particuliérement
en *France*, la fiévre finiffoit après fix,
ou fept jours, en éruptions miliaires;

& en *Hollande*, fouvent en abcès dans le gofier; dans tous, le fang étoit blanchâtre, & coëneux, & la maladie étoit par-tout particuliérement fatale aux vieillards. Ce qu'il y eut encore de rémarquable, c'eft que la fiévre laiffoit une foibleffe, un abbatement dans les efprits, & une diminution d'appétit, qui furpaffoient de beaucoup la proportion de fa force, ou de fa durée : la toux continuoit, dans quelques-uns, après la fiévre, plus de fix fémaines, ou deux mois.

XV. Il y eut, durant toute la faifon, beaucoup d'indifpofitions hyftériques, hypocondriaques, & nerveufes; enfin tous les fymptomes du rélâchement. Ces fymptomes fûrent portés, dans quelques-uns, jufquau point de produire une efpéce de folië, qui les mettoit, durant quelques heures dans l'égarément des fens, & les féfoit méprendre dans leurs affaires les plus communes : ils n'avoient point, avec cela, affés de fiévre pour les réténir au lit: mais comme dans plufieurs, ainfi affectés, on obferva fouvent que les urines, de pâles dévénoient troubles alternativément, il falloit qu'il y eut quelque fièvre, quoique je n'ai point rémarqué, ni oüi dire, que le Quina fût efficace ; mais les potions salines fébrifuges produisoient généralement de très-bons effets. L'air a continué, après la dissipation de cette maladie, d'être particuliérement nuisible aux indispositions du poûmon, occasionant, pour cette raison, dans la rougeole, jusqu'à 40 morts par sémaine ; d'où l'on a lieu d'attendre quelques particularités dans les maladiës de la saison suivante.

XVI. Les rémédes, qui réüssirent ordinairement dans cette fièvre caterreuse épidémique, fûrent la saignée, la sueur, procurée par les sudorifiques aqueux ; les vésicatoires, & les pectoraux ordinaires ; & comme je l'ai déja observé, les potions avec le sel d'absinthe, le jus de limon, &c. Je n'ai point assés de faits, pour pouvoir entrer dans l'*œtiologië* de cette maladië.

XVII. C'est un fait qu'elle fut précédée d'une constitution de l'air, nuisible au corps humain. Dans l'Automne, & long-tems après, la rage régna parmi les chiens ; les chevaux furent saisis du caterre, avant les hommes ;

hommes ; & une perfonne m'a affûré
que quelques oifeaux , particuliérement les moineaux , quittérent l'endroit , où elle fe trouva , durant la
maladië.

XVIII. La grande féchéreffe qui précéda, doit, par ce qu'on a dit ci-dévant,
avoir été particuliérement nuifible au
corps humain : les grandes féchéréffes
exercent leurs effets , après que la furface de la terre eft rouverte par l'humidité , & que la tranfpiration , long-
tems fupprimée , eft fubitément rétablië. Il eft probable qu'elle envoye
alors différentes nouvelles exhalaifons ,
nuifibles à l'homme , comme les broüillards épais , & puans , qui fuccédérent
à la pluyë , tombée auparavant , femblent le montrer.

XIX. Il eft évident auffi que ces exhalaifons n'étoient point d'aucune nature
particuliére , ou minérale ; mais d'une
fubftance commune à toute la furface
de la terre ; d'où l'on peut conclure
qu'elles n'étoient que des vapeurs
aqueufes , ou tout au plus mêlées avec
d'autres matiéres , fourniës également
par chaque endroit du globe terreftre,

Y

XX. Enfin l'expérience démontre que ces exhalaisons aqueuses sont nuisibles aux glandes de la trachée-artére, & au poûmon, & propres à produire des caterres.

CHAPITRE VIII.

Des effets des Explosions naturelles de l'Air sur le corps humain.

I. L Es explosions de l'air, dans les éclairs, & le tonnerre, produisent des effets plus soudains, & plus terribles sur le corps humain, qu'aucune autre altération de l'Atmosphére ; je n'ai donc pas crû les devoir passer sous silence dans une histoire de ceux de ce même air sur le corps humain ; quoiqu'il n'y a guére autre chose à dire sur ce sujet, sinon que ces effets explosifs ressemblent à ceux de la poudre à canon, & des autres explosions artificielles.

II. On peut concévoir plusieurs causes naturelles de ces explosions violentes de l'air : les sels, & les soufres, dont il y a une grande quantité dans l'Atmofphére, mêlés, & allûmés, en produiront de confidérables. Le nitre, le foufre, & le charbon compofent la poudre à canon; le tartre, le nitre, & le foufre, la poudre fulminante, dont la force explofive eft encore plus grande (*a*). Les efprits acides, (*b*) & les huiles chymiques, produifent auffi des explofions : la limaille de fer le foufre, & l'eau, s'échauffent, s'enflamment, & fulminent enfin. Le Docteur *Leifter* croit que les éclairs font pro-

---

(*a*) Si l'on mêle trois parties de falpétre, deux parties de fel de tartre, & autant de foufre, bien mifes en poudre féparément, & enfuite bien mêlées enfemble, & qu'on les mette dans une cuiller de fer, pofée fur un feu de charbon ; ce mélange s'échaufe, la fumée, qui en fort après un certain dégré de chaleur, s'augmente beaucoup, la matiére noircit, fe fond, & enfin le tout s'enflamme avec un bruit éclatant, & impétueux.

(*b*) Ces efprits acides font celui de nitre, ou l'eau forte bien pure, mêlés avec les huiles diftillées de carvi, de gérofle, de poivre de Jamaïque, de bois de faffafras, de gaïac, de buis, de corne de cerf, de crâne humain, de fang humain, &c, la proportion du mélange de ces matiéres, pour produire une explofion, eft une partie de quélqu'une de ces huiles, fur deux parties d'efprit de nitre, ou d'eau forte bien pure.

duits par les *Pyrites*; car la vapeur, élé-
vée par l'éclair, paroît avoir, par quelques observations, une qualité ma-
gnétique, ayant quelquefois changé la
direction polaire de la boussole (*a*).
Mais je crois que M. *Hales* donne la
raison naturelle de leur formation, dans
son *Appendix* au Traité de l'*Hæmosta-
tique* ; où il a démontré que l'air sul-
phureux, & l'air pur fermentent ensemble, & par conséquent que le mélange de celui d'au-dessus des nuës avec
les vapeurs sulphureuses, qui s'élévent
d'en - bas, forment les éclairs; qui,
après que l'effervescence est passée, ra-
fraîchissent l'Atmosphére.

III. Aucun instrument de l'art, ni
de la nature ne tuë si subitement que la
foudre, dont le coup laisse souvent
dans la même posture, où l'on étoit
lorsqu'on en a été frappé (*b*). Les effets, & les marques qu'elle imprime
sur le corps, semblent vénir de deux
causes, la flamme, & la percussion;
les habits étant brûlés, & déchirés,

(*a*) Abrégé des Transact. Philosoph. vol. 2.
(*b*) Abrégé des Transact. Philosoph. vol. 5.

& le corps fouvent percé de playes, quelquefois rondes, reffemblantes à celles de pétites armes à feu, & quelquefois plus grandes : ces playes font fans hémorragië, étant cautérifées, ou brûlées en même - tems : leur grande reffemblance avec les playes d'armes à feu a fait croire à quelques - uns, quelles étoient faites par de la gréle, produite dans cet inftant ; mais quiconque féra attention à l'hiftoire de pareils accidens, trouvéra qu'elles font formées par quelque flamme pénétrante.

IV. On a obfervé, dans plufieurs tempêtes, accompagnées de tonnerre, des globes de feu parfaitement ronds, produifant, dans leur mouvément progreffif, tous les effets de la percuffion d'un corps folide, ce qui paroît bien étrange ; ces météores, ou globes de feu, tombant des nûës, ont percé, & pénétré, comme une bombe, très-profondément dans la terre. On a auffi obfervé qu'ils fe brifoient en filets, ou ruiffeaux de feu, à la rencontre de quelque obftacle ; d'où il me paroît que les playes dont nous parlons, font produites par des dards, ou des boúles

enflammées , & perçantes. Les effets
de la flamme paroissent souvent sur la
peau , celle-ci étant sèche, ridée, noire, & brulée; la flamme tirée avec
l'haleine , a souvent froncé le poûmon.

V. Un second effet de la foudre est
d'enlever les corps mobiles , comme
fait l'éclat de la poudre à canon; dont
il y a plusieurs exemples.

VI. Un troisième effet est un grand
coup de l'air , révénant avec violence
rétablir l'équilibre , détruit par le tonnerre; lequel, comme il arrive quand
un moulin à poudre saute en l'air ,
casse , & fait plier , ou tomber les fénêtres des maisons voisines au déhors,
parce que l'air du dedans , délivré du
contrepoids de l'extérieur, agit violemment par son ressort, & brise tout
ce qui peut lui résister : la vélocité de
l'air qui entre dans un récipient vuide ,
est sur le pié d'un mille dans 4 second-
des , & $\frac{1}{8}$; celle d'un mille dans $\frac{1}{4}$ de
minute , peut produire des effets pro-
digieux. J'ai parlé à des personnes,
qui s'étant trouvées près du coup de
la foudre , ont été renversées presque
mortes ; elles m'ont dit avoir senti un

grand coup, comme celui d'un corps folide : plufieurs de ceux, qui n'ont pas été à la portée de l'action de la flamme, ont réchapé de cette percuffion. Les gens frappés de la foudre, ont fouvent des contufions ; il y en a quelqu'uns qui font révénus du coup, après une fiévre accompagnée de délire ; mais ceux qui ont été bleffés, font, comme toutes les brûlures, trèsdifficiles à guérir. Les ferpentémens, & les courbures de l'éclair ne font point occafionés par des traînées de vapeurs fulphureufes ; car prefque la même chofe arrive, fi l'on frappe avec la paume de la main, un récipient de verre, dont on a pompé l'air.

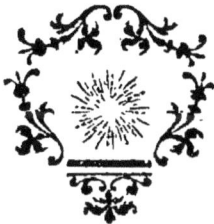

CHAPITRE IX.

Aphorismes pratiques, rélatifs à l'Air, tirés de la Doctrine de cet Essai, & des Auteurs, qui ont écrit sur les maladies épidémiques, dont quelques-uns sont certains ; d'autres confirmés par quelques observations, & placés ici comme sujet d'une plus ample récherche.

I. L'Air est le principe de la vie, sans lequel aucun animal ne sauroit vivre un moment.

II. Le bon air, étant le principal instrument de la santé, peut être placé, à juste titre, parmi les plus grands biens de la nature. Nous rémarquons que la bonté de ce fluide fait supporter, avec joye, & contentément, à des nations entiéres, le manque de plusieurs aisances de la vie, & *vice versa.*

III. La raison, & la faculté de se transporter d'un lieu dans un autre, donnent, en quelque maniére, à l'homme,

le

le pouvoir de se défendre des injures de l'air ; mais peu ont le choix de celui, où ils vivent.

IV. La coûtume nous met en état de supporter les effets de l'air, & rend les altérations produites dans nos solides, & nos fluides, familiéres, & moins nuisibles. Par elle enfin, les animaux peuvent mieux (Chap. V. N°. VII.) soûténir le vuide : par conséquent.

V. Toute personne, dont la maniére de vivre le démande, & dont la constitution peut le pérmettre, doit s'accoûtumer à l'air, dans les différentes espéces de tems.

VI. La salubrité de l'air est la considération principale, dans le choix des habitations.

VII. La bonté de l'air est aussi essentielle dans l'acquisition d'une maison de campagne, que celle du terroir.

VIII. Les maladies endémiques des gens tempérés, sont le produit de l'air ; & la meilleure marque de la salubrité de ce fluide, est la longue vie des habitans, ou la moindre mortalité parmi eux.

IX. Les qualités locales de l'air dépendent des exhalaisons du terroir, &

Z

de celles de ſon voiſinage , qui peuvent être apportées par les vents.

X. Une terre graveleuſe , crétacée ,
& ſabloneuſe envoye très-peu de vapeurs ; car elle imbibe l'humidité , &
eſt par conſéquent exempte d'éxhalai-
ſons nuiſibles.

XI. Un terroir gras , fertile , & marécageux envoye par l'action du ſoleil ,
& la chaleur communiquée à la ſurface
de la terre , une grande quantité de différentes vapeurs , qui doivent , dans
certains tems , & certaines ſaiſons , affecter diverſément le corps , ſuivant
qu'elles ſont aqueuſes , ſalines , huileuſes , ou compoſées de divers autres
ingrédiens , dont l'analyſe de la roſée
donne le meilleur indice ; en conſéquen-
ce les terroirs gras , & fertiles , ſitués ſur
les bords des riviéres , ſont extrêmément mal-ſains dans les Pays chauds.

XII. Les exhalaiſons purément
aqueuſes ne ſont , peut - être , pas ſi
mal-ſaines que les autres : les terres ,
où elles abondent , ſont celles , qui
rétiennent l'eau , comme les argilleu-
ſes , & les ſpongieuſes ſur la cime des
Montagnes , qui attirent les vapeurs ;
& les plaines , où l'eau croûpit.

XIII. Les qualités de l'eau des fontaines indiquent celles de l'air ; car ils imbibent l'une, & l'autre, les exhalaisons salines, & minérales de la terre ; par conséquent là où l'eau est bonne, il est probable que l'air l'est aussi.

XIV. L'humidité des lambris, la pourriture des meubles, la ternissure des métaux, la rouille du fer, les efflorescences salines sur les corps, le changément de couleur de la soye, ou du linge, indiquent des sels dans l'Atmosphére d'une nature, ou qualité extraordinaire. Voyez Chap. IV. N°. VIII.

XV. Les exhalaisons d'un terroir sec, (privées de ces qualités nuisibles,) élevées, lors de son ouverture par la bêche, ou la charruë, sont naturellement saines, & rafraîchissantes.

XVI. On doit avoir égard, dans le choix des situations, aux vapeurs locales du terroir voisin ; un endroit gravelleux peut être rendu mal-sain par l'air d'un marais prochain, apporté par les vents.

XVII. Les maladiës épidémiques, qui procédent de mauvaises exhalaisons locales, attaquent moins les Villes

que la campagne; parce que dans celles-là la terre transpire moins, & l'air
y est, en quelque maniére, artificiel :
mais au contraire, lorsque la transpiration de la terre est arrêtée par la gélée, ces mêmes maladies font plus de
ravage parmi les Citoyens, étant plus
paresseux, & moins tempérés que les
Campagnards. Voyez Chap. VI.

XVIII. L'air des Villes n'est pas si
ami du poûmon, que celui de la campagne, parce qu'il est rempli des vapeurs sulphureuses du chauffage, &
de la transpiration animale; d'où les
pulmoniques, & les asthmatiques se
portent mieux à la campagne.

XIX. L'air des Villes est contraire
aux enfans. Chaque animal est naturellement fait pour l'usage de l'air pur,
naturel, & libre; la tolérance de l'artificiel, comme celui des Villes, est
l'effet de l'habitude, que les jeunes animaux n'ont point encore acquise. La
grande mortalité qui arrive parmi les
enfans de *Londres*, au-dessous de deux
ans, ne vient pas entiérement du peu
de soin des nécessiteux, & des bâ-
tards.

XX. Le prémier soin qu'on doit

avoir, en bâtiſſant des Villes, eſt qu'elles ſoient bien airées : les maladies contagieuſes doivent néceſſairement ſe communiquer parmi ceux, qui vivent ſerrés enſemble.

XXI. On doit faire prendre l'air, une fois par jour, aux maiſons particuliéres, en ouvrant les portes, & les fénêtres, pour diſſiper les vapeurs animales.

XXII. Les maiſons trop exactement muniës contre l'entrée de l'air, & du vent, dans la vûë de ſe procurer la chaleur, ne ſont pas les plus ſaines.

XXIII. Les perſonnes, qui paſſent la plus grande partie de leur tems dans l'air infecté des exhalaiſons des animaux, du feu, & des chandelles, ſont ſouvent affligées d'indiſpoſitions nerveuſes. Il ne ſauroit être ſain de vivre conſtamment dans un air, qui fait mourir les végétaux.

XXIV. Les Cimétiéres doivent être hors des grandes Villes.

XXV. L'air de la campagne a, dans l'Été, & le Printems, une influence conſidérable ſur les hommes, à raiſon des exhalaiſons végétales, qui irritent différemment, & égayent, peut-être les efprits. L'air d'un Pays renfermé, & entoûré d'arbres, différe, par la même raifon, de celui d'un endroit ouvert, & eft, dans quelques cas, moins rafraîchiffant.

XXVI. Dans les grandes latitudes, où les différences du froid, & du chaud font confidérables, la diéte, & l'hâbillement des habitans, doivent varier avec les faifons.

XXVII. Les qualités de l'air, comme le poids, la denfité, la froideur, la féchéreffe, font télles en tems de gé-lée, qu'elles produifent le refferrément des fibres, auquel les maladiés d'a-lors font analogues : la diéte doit par conféquent être rélâchante, comme l'ufage des liqueurs aqueufes tiédes, le bain, &c.

XXVIII. L'ufage copieux des li-queurs fpiritueufes, eft plus nuifible en hiver, & les évacuations mieux fup-portées ; non-feulément à raifon du plus grand refferrément des fibres, mais encore par rapport à la plus gran-de quantité des alimens.

XXIX. Le froid augmente l'appétit dans la plûpart des gens : l'on rémarque dans l'hiftoire de ceux, qui ont péri

par le froid , dans les Pays Septentrionaux , qu'ils l'ont confervé jufqu'au
dernier moment.

XXX. On fupporte plus aifément
l'éxercice en hiver : il eft néceffaire
alors pour favorifer la tranfpiration ,
& aider la digeftion d'une quantité
d'alimens plus confidérable. Il eft auffi
la défenfe la meilleure, contre le froid
extérieur.

XXXI. Les alimens, ainfi que le
tems, contribuent, en hiver, à produire le fcorbut : pour corriger ce défaut , l'ufage des végétaux , autant
qu'on peut les récouvrer, eft néceffaire
dans cette faifon, & une nourriture
prefque végétale, dans le Printems ; &
cela d'autant plus , parce qu'alors les
maladiës bilieufes commencent à ré-
gner.

XXXII. Les défenfes contre les extrémités infuportables de la chaleur,
comme le répos , l'ombre , la *ventilation*, les grotes , ou les foûterrains ,
font des préfervatifs de la fanté, auffi
néceffaires, que celles contre le froid
extrême.

XXXIII. L'air approchant de la chaleur animale, ou de 90 dégrés , eft

dangéreux ; & ses effets plus soûdains que ceux du froid : celle, qui excéde 90 dégrés coagule le blanc d'œuf : le tems chaud de longue durée, doit produire de-là, des grandes altérations dans le corps humain.

XXXIV. La chaleur de nos Étés est rarément excessive, ou durable, & par conséquent point mal-saine : plusieurs maladiës chroniques ; & les aigûës du Printems cessent alors dans nôtre climat.

XXXV. Les maladiës de nos Étés sont, le plus communément, les effets des altérations soûdaines du chaud, & du froid.

XXXVI. Les plus soûdains, & dangéreux effets de la chaleur, viennent des coups de soleil, ou de s'être trop exposé aux rayons de cet astre.

XXXVII. La chaleur de l'air doit être ménagée de maniére, qu'elle ne produise point de trop grandes sueurs ; lesquelles épaississent les fluides, & rélâchent les solides.

XXXVIII. La réfrigération trop grande, & trop prompte, par la *ventilation*, peut être dangéreuse.

XXXIX. La chaleur fébrile peut être

diminuée par l'air frais. Le ménagément de celui de la chambre des malades eſt une partie du régime, néceſſaire, & importante dans les maladiës
aigûës. La chaleur, & la ſéchéreſſe trop
grandes, & autres mauvaiſes qualités
de l'air, ont été ſouvent tempérées
avec ſuccès par les vapeurs de quelques végétaux, ſur-tout de certains
de l'eſpéce *ſomnifére*, comme la *juſ-*
quiame, la *primévére*, les *pavots*, &c,
placés dans la chambre du malade.

XL. Les grands froids, ſuccédans à
des fortes chaleurs, même les nuits
froides après des jours chauds, produiſent des maladiës. Pluſieurs des indiſpoſitions aiguës des *Européens*, qui
habitent des Pays chauds, viennent
de ce qu'ils s'expoſent imprudemment
au ſerein, ou roſée de la nuit.

XLI. Il eſt aiſé de déterminer, des
différentes qualités de l'air, lequel
convient aux diverſes conſtitutions.
L'air humide rélâche; il eſt donc contraire à ceux dont les fibres ſont foibles, & aux gens phlegmatiques, &
bouffis. L'air froid, & ſec avec le
Barométre haut, contracte; il eſt donc
propre à jetter ceux dont les ſolides

font naturellement ferrés, & tendus, dans des indifpofitions inflammatoires : l'air chaud, & fec eft contraire aux gens maigres, & atrabilaires, & bon pour ceux d'une conftitution oppofée.

XLII. Les meilleures indications pour le choix de l'air, fe tirent de la conftitution du malade, & des maladiës populaires des habitans. L'air de *France* eft propre pour les hypocondriaques, & ceux dont l'eftomac eft dérangé : celui d'*Hollande*, où les toux ne font pas communes, a été trouvé meilleur pour certains pulmoniques que celui des Pays plus chauds : l'air des Contrées, qui par fa chaleur difpofe au crachément de fang, qui occafionne des fueurs trop abondantes, & exténuë le corps, ne fauroit convénir à quelques efpéces de confomptions.

XLIII. Le fcorbut des Mariniers n'eft point purément l'effet des alimens falés, il l'eft auffi de l'humidité.

XLIV. Les grands excès dans les faifons, les changémens foudains du tems, d'un extrême à l'autre, & celui d'un air dans un autre de qualités différentes, comme lorsqu'on paſſe d'un climat froid dans un Pays chaud ; tous ces changémens, dis-je, produiſent de grandes altérations dans le corps humain, & des mouvémens, & agitations d'autant plus fortes, dans les ſolides, & les fluides, qu'il n'y ſont point accoûtumés.

XLV. L'air, qui excéde la chaleur naturelle du corps, ne ſauroit être ſuporté long-tems avec ſûrété, ſurtout ſi les humeurs ſont diſpoſées à l'inflammation. Je ſai deux éxemples de fiévres malignes, produites par la chaleur d'une étuve.

XLVI. La diéte des hommes doit varier avec la ſaiſon, & les climats ; peut-être peut-on permettre dans un air froid & humide, une plus grande quantité de liqueurs ſpiritueuſes.

XLVII. Dans les ſaiſons, & les climats extrêmément chauds, les cordiaux de quelque eſpéce, tels que le vin, & les épices, ſont néceſſaires.

XLVIII. Les maladiës, occaſionnées par l'air froid, & humide, indiquent les diaphorétiques.

XLIX. Le teint blanc, & vif des habitans d'un Pays, eſt un ſigne de la falubrité de fon air , & *vice verfâ.*

L. Les poûmons font chauds , &
délicats , dans la fleur de l'âge ; d'où ,
étant en contact immédiat avec l'air
extérieur , ils peuvent être différemment affectés par les ingrédiens , &
les qualités de ce fluide : de-là le choix
de l'air eft de grande importance aux
pulmoniques. Le poûmon eft moins
chaud , & plus coriace , dans ceux
d'un âge plus avancé.

LI. La marque de la délicateffe des
fibres , même de celles du poûmon ,
eft un tempérament vif, & fanguin :
la tranfparence de la peau indique que
fes fibres font minces , & délicates.

LII. Les jeunes perfonnes dont le
poûmon eft délicat, font fujétes aux
confomptions , & les vieillards , à
l'haftme.

LIII. L'air chargé de vapeurs fulphureufes , tel que celui des Villes ,
nuit aux afthmatiques , non-feulément
par le danger de la fuffocation ; mais
encore eu égard aux maladiës chroniques , caufées par une refpiration imparfaite ; car quand celle-ci eft défec-
tueufe , la fanguification l'eft auffi.

LIV. L'expérience eft le meilleur

guide dans le choix de l'air, propre
à un malade ; ou un climat exempt
de la maladie dont il est attaqué.

LV. La bonne digestion dépend de
la transpiration, & d'une bonne sanguification ; & cette dernière d'une
dûë respiration : de-là le choix de l'air
est d'une grande importance pour ceux,
qui ont l'estomac dérangé. Un air froid,
& humide rend la transpiration, & la
respiration imparfaites.

LVI. La terre peut être regardée
comme un corps composé, exposé à
une chaleur de digestion, dont les différens dégrés peuvent élever successivément des exhalaisons de diverses espéces, capables de produire des maladiës épidémiques : en conséquence,
nous observons que ces indispositions
sont communes dans l'Automne, & le
Printems. Les plus grandes altérations
de la chaleur sont avant, & après l'é-
quinoxe ; car c'est alors que la décli-
naison du soleil change le plus vîte.

LVII. Les maladiës épidémiques
avec toutes les particularités de leur
caractère, dépendent de la constitution présente, & antérieure de l'Atmosphére. Une personne en santé, pas-

fant dans un Pays, où régne une maladie épidémique, en eſt ſouvent ſaiſi bientôt après ſon arrivée, ſans aucun erreur dans les choſes non - naturelles.

LVIII. Les méthodes, qui réuſſiſſent dans la cure des maladiës épidémiques d'une ſaiſon, ſont ſouvent nuiſibles dans celles d'une autre ; cette diverſité vient de la température de l'air, laquelle il eſt non-ſeulément néceſſaire d'obſerver, mais encore d'en conſerver l'hiſtoire.

LIX. La grande chaleur, & le grand froid, ſe ſuccédant mutuellement, occaſionnent des pleuréſies, & des angines.

LX. Les maladiës du Printems, & de l'Automne, comme les végétaux, viennent plûtôt, ou plûtard, ſuivant que le tems les favoriſe. *Hippocrate* remarque que les accès de celles de l'Automne ſont nocturnes ; les nuits dévénant dans cette ſaiſon, plus longues, & plus fraîches, après des jours chauds.

LXI. Le *Cholera - Morbus* attaque communément au mois d'Août, à cauſe de la grande exaltation de la bile, de la forte tranſpiration du jour, dimi-

nuée dans la nuit, & de l'ufage im-
modéré du fruit.

LXII. Les fymptomes dangéreux
des différentes efpéces des maladiës aigûës de la même faifon, dépendent de
la conftitution de l'air ; & à raifon de
cette caufe univerfelle, les méthodes
qui ont réuffi dans les uns, femblent
être indiquées dans les autres.

LXIII. La maladië épidémique, c'eft-
à-dire, la maladië régnante de la faifon, communique fon caractére à toutes les autres ; comme la pétite vérole
maligne, & la fiévre maligne fans pétite vérole. La fiévre qui précéda, ac-
compagna, & fuccéda à la pefte de
Londres, étoit la même. Le Docteur
Sydenham, de qui on a pris ces fix derniers aphorifmes, confirme cette obfervation par divers éxemples : par
conféquent, fuivant l'opinion de ce favant Praticien.

LXIV. Il peut être utile à la Médécine de donner des défignations, &
des noms généraux aux maladiës, oc-
cafionées par la conftitution de la faifon.

LXV. On peut tirer des qualités de
l'air, des indications propres, & utiles,

tant curatives, que préservatives : ce qui produit le rélâchément, & la fluidité paroît être indiqué dans la constitution froide de l'air ; les diaphorétiques dans l'humide, les rafraîchissans, & les acides, dans la chaude, & la séche.

LXVI. Les défenses artificielles, comme de se ténir renfermé, ne mettent point à couvert de la contagion générale de l'air ; céci fût évident dans la derniére fiévre caterreuse épidémique : ces défenses peuvent cépendant en diminuer un peu l'effet.

LXVII. L'humidité, qui ouvre la surface de la terre, succédant à des séchéresses, qui la ferment, rendent la saison mal saine ; tels sont le dégel après des longues gélées, & les pluyes après des fortes séchéresses.

LXVIII. Les enfans sont, à raison de la tendresse, & de la fléxibilité de leurs fibres, plus sensibles aux impressions de l'air, que les adultes ; cépendant comme ils doivent y être exposés dans la suite, on doit les rendre forts, & robustes par toute sorte de moyens innocens : ceux qui ont été accoûtumés aux injures de l'air, & à une nourriture

ture fort simple , n'y font pas plus fenfibles que le bétail. J'ai de ceci quelques forts exemples.

Ce qui fuit eft tiré de l'Hiftoire épidémique d'Allemagne.

LXIX. Un hiver pluvieux fuivi de
fortes chaleurs , produit fouvent des
fiévres malignes , & mortelles chez les
hommes , & la mortalité parmi le bétail.

LXX. Des maladiës épidémiques ,
& mortelles , fuccédent fouvent aux
tremblemens de terre.

LXXI. Le tems , & les maladiës épidémiques du même climat fe reffem-
blent : l'Hiftoire épidémique d'*Allemagne* , s'accorde avec celle de la *Gran-
de-Bretagne.*

LXXII. Le même tems produit les
mêmes maladiës dans chaque faifon:
un Hiver chaud attire les maladiës du
Printems; un Été froid , & humide ,
dés caterres.

LXXIII. Ceux qui ont eu précédemment des maladiës aigûës d'une

A a

espéce, font souvent attaqués de symp-
tômes nouveaux, & uniformes, par
les altérations excessives de la faison
fuivante.

LXXIV. Les vents de *Sud* de longue
durée produisent souvent des fiévres
pétéchiales, ou pourprées.

LXXV. Les pluyes après des grandes gelées en hiver, attirent des tumeurs glanduleuses, & des caterres;
& dans le Printems des esquinanciës,
& des fiévres pourprées : on a rémarqué qu'une pareille faifon raménoit les
bubons peftilentiés, guéris! aupará-
vant.

LXXVI. Des maladiës d'une nature fort bizarre, & particuliére ont
fouvent fuccédé à une faifon inconf-
tante, comme il arriva à *Mansfield*,
en 1698, à l'égard de la mélancolië,
de la manië, & de la fureur utérine,
qui parûrent contagieufes.

LXXVII. Un mois d'Avril extrême-
ment froid, & humide eft la fource
de toutes les maladiës de l'hiver; comme la manië, l'épileplië, & les caterres de route efpéce.

LXXVIII. Plufieurs des obfervations

d'*Hippocrate* , fe trouvent confirmées dans l'Hiftoire épidémique d'*Allemagne*.

LXXIX. D'une inconftance extraor-dinaire du tems ; & des changémens continuels du vent de l'*Eft* à l'*Oüeft* , viennent les difenteriës épidémiques.

LXXX. D'une chaleur extrême , dans la Canicule , la fiévre maligne pourprée.

LXXXI. De la gélée , & de la neige, en Avril , & en Mai , une pétite vé-role extrêmément mortelle , & la dy-fenterië dans l'Automne.

LXXXII. Des faifons pluvieufes ; les douleurs de tête, les maux de dents , les rhûmatifmes , l'afthme.

LXXXIII. Des grands excès dans les faifons ; grande quantité de ma-ladiës épidémiques.

LXXXIV. Des grands , des fré-quens , & des foûdains changémens du tems ; des maladiës aiguës avec des fymptomes dangéreux.

LXXXV. Dans les faifons réguliéres, les maladiës populaires ne font ni com-munes , ni mortelles.

LXXXVI. Les gélées blanches le mâtin , en Été, fuiviës de jours chauds, attirent une quantité extraordinaire de fiévres intermittentes, & de jauniffes dangéreufes. En conféquence de quoi, le chaud, & le froid dans le même jour, occafionnent, félon *Hippocrate*, des maladiës automnales.

LXXXVII. La conftitution malfaine, occafionnée par le dégel, eft corrigée par les vents, lefquels diffipent les vapeurs.

LXXXVIII. Le froid long, & extrême procure beaucoup d'apopléxies, & d'autres maladiës congénéres, les caterres, & les vertiges.

LXXXIX. La chaleur, & la féchéreffe confidérables donnent des fiévres ardentes continuës, accompagnées d'hémorragiës, de déjections, & vomiffemens bilieux.

XC. La nielle, nuifible aux végétaux, rend l'air du foir, & du matin dangéreux. Les vents de *Nord*, & d'*Eft*, qui arrêtent la tranfpiration des végétables (diminuant leur odeur) produifent vraifemblablement le même effet fur l'homme.

XCI. Les maladiës épidémiques ne dépendent pas feulément de la confti-

tution préfente de l'air ; mais encore
de la précédente, & de celle du malade : une faifon chaude produit fouvent le fcorbut, & autres éruptions
cutanées. Le fcorbut fuccéde quelquefois au froid, & eft aigri par la chaleur ; comme celui dont il eft parlé
dans les mémoires de l'Académie
Royale des Sciences.

XCII. Le tems qui ne caufe aucune
fenfation défagréable, eft fain autant
qu'il dure ; mais dès qu'il vient à changer, l'indolence qu'il a produite dans
le corps, rend celui-ci plus fenfible
aux agitations des folides, & des fluides.

XCIII. Les maladiës épidémiques
des animaux, fort expofés à l'air, &
dont la nourriture eft fimple, dépendent de la conftitution de la faifon. La
différence de la qualité des fruits de
la terre, opére auffi, mais pas tant
que l'air.

XCIV. L'Hiftoire du tems des maladiës régnantes, & des rémédes, qui
ont réuffi, féroit d'une grande utilité
au genre-humain, & plus particuliérement aux Médécins : elle les met-

troit, peut-être, en état de prédire
les tems, & les maladiës épidémiques.

XCV. On doit dans le jugement de
la conftitution de l'air, obferver, outre le tems, plufieurs autres chofes :
comme les maladiës des végéraux, &
des brûtes, le filence des fauterelles
dans quelques Pays, la ceffation du
travail des abeilles, la défertion des
oifeaux ; l'abondance d'infeêtes, les
vapeurs fulphureufes, la mortalité
dans les maladiës, qui ne font point
communément dangéreufes : toutes
ces chofes ont été obfervées être de
conféquence.

XCVI. Dans les Villes infeêtées de
la pefte, le foin le plus efficace de la
Police, confifte, 1°. à interdire promptément, & de bonne heure, toute
communication avec les maifons, les
ruës, & les quartiers peftiférés.
2°. Dans l'affiftance convénable des
malades, & le changément des fains
dans des tentes, & des barraques bien
airées.

XCVI. Par un bon réglément, plufieurs des peftiférés peuvent être fau-

vés , & plufieurs des fains préfervés de l'infection. On peut voir dans l'hiftoire de la pefte de *Marfeilles* , les mauvais effets de la confufion , & de la négligence dans le commencément , & les bons effets de l'ordre , fur la fin.

XCVI. Le Quina a des qualités qui promettent un antidote , dans les conftitutions peftilentielles de l'air.

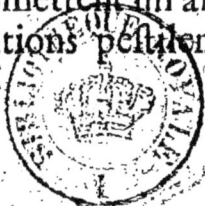

F I N.

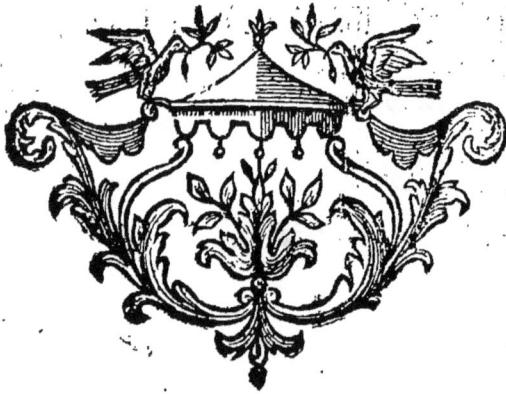

288

APPROBATION

TABLE
DES MATIERES.

A.

Bb

D.

E.

F.

J.

L.

Q.

R.

D d

S.

Dd ij

T.

Fin de la Table des Matieres.

Fautes à corriger.

Page 37. *ligne* 24. extraction. *lifez* fuction.
P. 65. *lig.* 9. *lif.* la. *Ibid. lig.* 25. après alors, *aj.*
il, & *eff.* le mercure. P. 66. *lig.* 14. *lif.* catèrre.
P. 70. *lig.* 9. après l'air, *aj.* ce que ne font pas
les végétaux. P. 71. *lig.* 7. font, *lif.* feront. P. 74.
lig. 6. d'ailleurs, *lif.* car. P. 82. abfortion, *lif.*
fuction. P. 84 *lig.* 17 *lif.* catèrréufe. *Ibid. lig.*
25. *lif.* catèrre. P. 85. *lig.* 16. *lif.* s'exhalent.
P. 90. *lig.* 13. après particuliérement, *aj.* les.
P. 92. *lig.* 3. *lif.* Marcaffites. P. 94. *lig.* 10. après
vaiffelle, *aj.* d'argent. P. 99 *lig.* 13. *lif.* parallele. P. 109. *lig.* 1. après ne, *lif.* le, & *eff.* le
mercure à la l. 2. P. 110. *lig.* 21. exper. *lif.* leçons. P. 114 *lig.* 7. & 16. *lif.* Tovvnley. P. 131.
l. 19. après élafticité, *aj.* occafionnée. P. 139. *l.* 7.
tirer, *lif.* pouffer. P. 150. *lig.* 4. *lif.* catèrreufes.
P. 159. *lig.* 10. *lif.* catèrreufes. P. 164. *lig.* 13.
lif. catèrreufes. P. 166. *lig.* 26. P. 167. *lig. der.*
P. 168. *lig.* 18. Baillet, *lif.* Maillet. P. 172. *l.* 28.
invafion, *lif.* attaque. P. 175. *lig.* 3. & 4. emportant, *lif.* en portant. *Ibid.* lig. 5. les, *lif.* des.
P. 189. *lig* 3. *lif.* Africains. P. 193. *l.* 6. après
habitans, *aj.* deux points. *Ibid.* lig. 8. après loix,
eff. le point. P. 198. *l.* 4. *lif.* Africains. Ibid. *l.* 17.
après peau, *aj.* lorfque fa féparation ne fe fait
pas bien dans le foye. P. 227. *lig.* 2. *lif.* faifon.
Ibid. lig. 19. *lif.* la. P. 234. *lig.* 21. après conftitution, *aj.* du tems. P. 236. *lig. der.* après infecté, *aj.* une virgule. P. 266. *lig.* 27. après
fpongieufe, *aj.* une virgule, & *eff.* fur. P. 269.
faire prendre, *lif.* donner de.